健康ライブラリー　イラスト版

川崎病がよくわかる本

日本赤十字社医療センター
周産母子・小児センター顧問
土屋恵司 監修

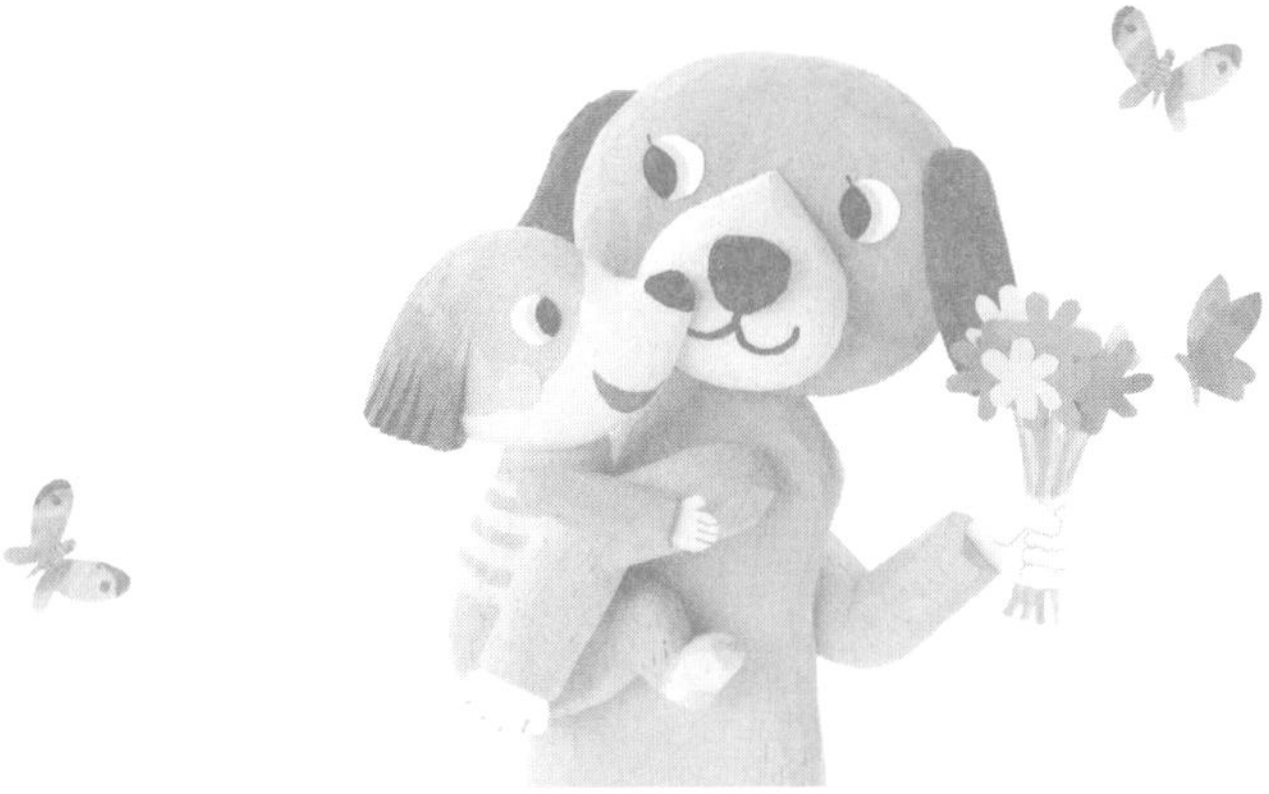

講談社

まえがき

私が医師になったのは一九八〇年。勤務した医療機関には、川崎病を発見した川崎《かわさき》富作《とみさく》先生が小児科部長を務めていらっしゃいました。川崎病の大流行時には、川崎先生や先輩医師たちと、毎日数十人もの患者さんをみました。当時は治療法が確立せず、心臓の後遺症も多かったので「死の病」といわれ、わが子が川崎病と診断されると、診察室で泣き出す親御さんもいらっしゃいました。

その後、川崎病の患者さんは増え続け、罹患率《りかんりつ》も右肩上がりを続けています。一方で、効果的な治療法が確立され、後遺症のある子は非常に少なくなっています。残念ながら後遺症が残った子もきちんと検診や治療を続けることで、命にかかわる事態を防ぐことができるようになりました。

川崎病は新しい病気で、現在も研究が進められています。発症は一、二歳の子に多く、秋～冬に患者数が多くなります。子どもが発症してから川崎病を知る親御さんも少なくありません。親御さん自身、育児を始めたばかりですから、わからないことが多すぎて、医師や看護師に川崎病について質問できない人もいるようです。そんななかで子どもの検査や治療に対応しなければならず、不安や心配で、本書を手に取った方もいらっしゃるかもしれませんね。川崎病について正しい知識をつけ、今後の見通しがもてると、不安や心配が和らぐでしょう。

この本では、川崎病について現時点でわかっていることを、イラストや表を多く用いて、できるだけやさしく解説しました。成人後の影響はまだ十分にわかっていませんので、本人が理解できる年齢になったら、川崎病になったことや受けた治療について説明しておくことが大切です。親御さんから本人に説明するときのポイントも紹介しています。

本書が読者のみなさまの理解を助け、不安を和らげる一助になれば幸いです。

日本赤十字社医療センター
周産母子・小児センター顧問
土屋恵司

川崎病がよくわかる本

もくじ

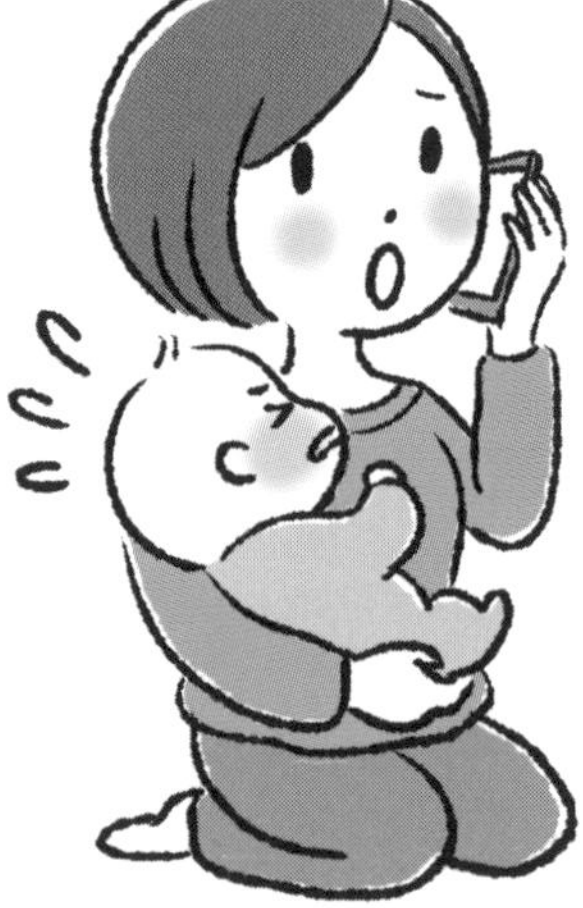

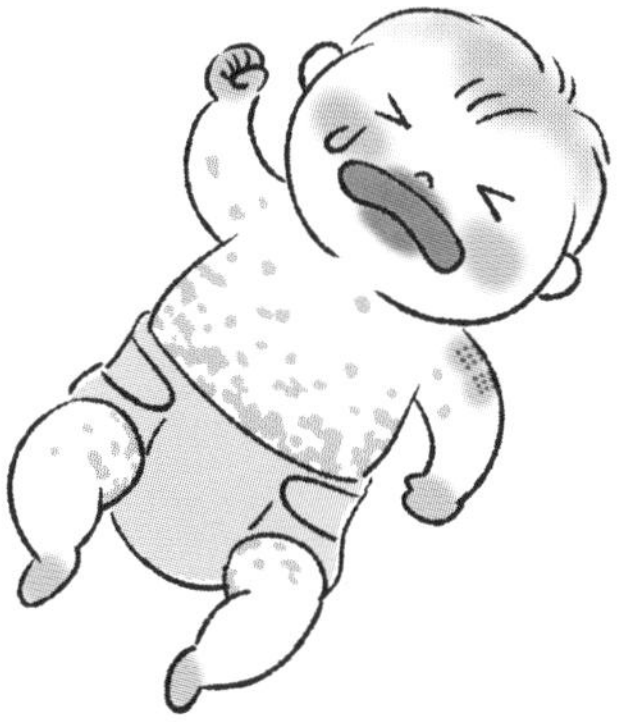

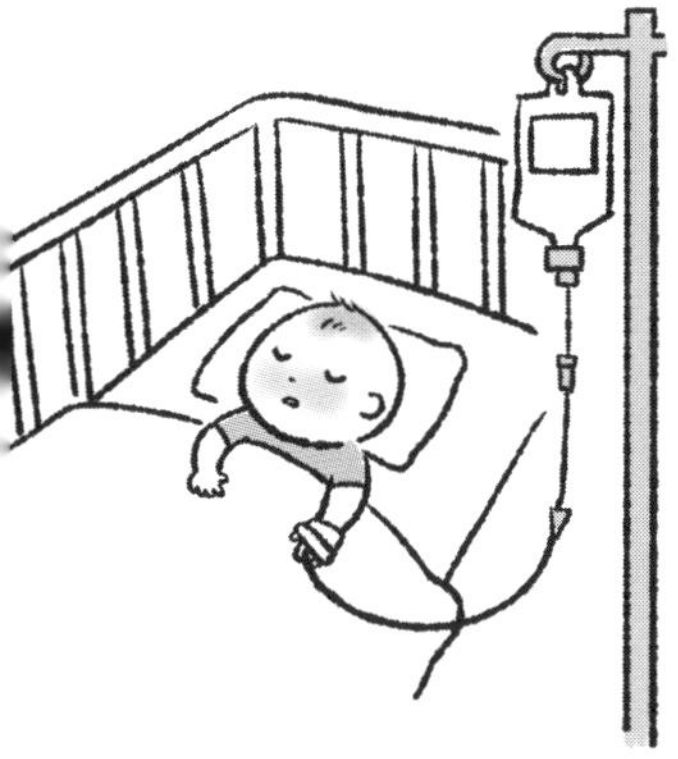

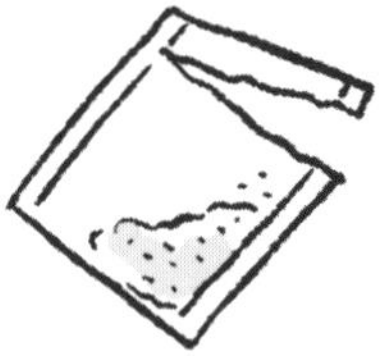

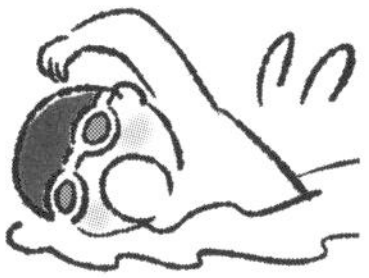

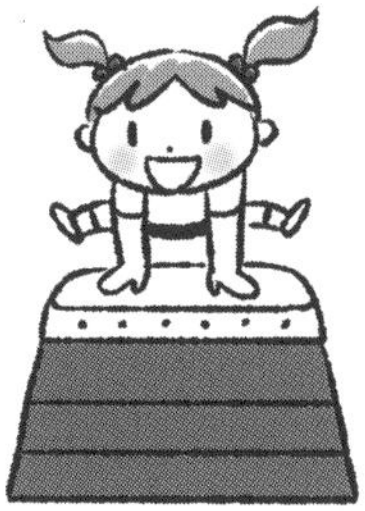

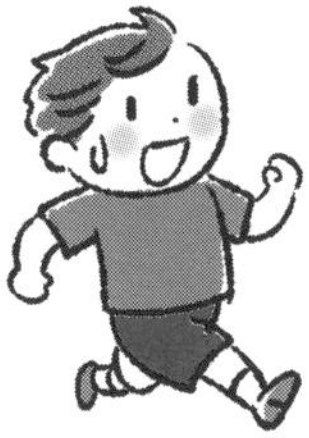

第5章 成長したら？ 思春期以降の自己管理 …… 81

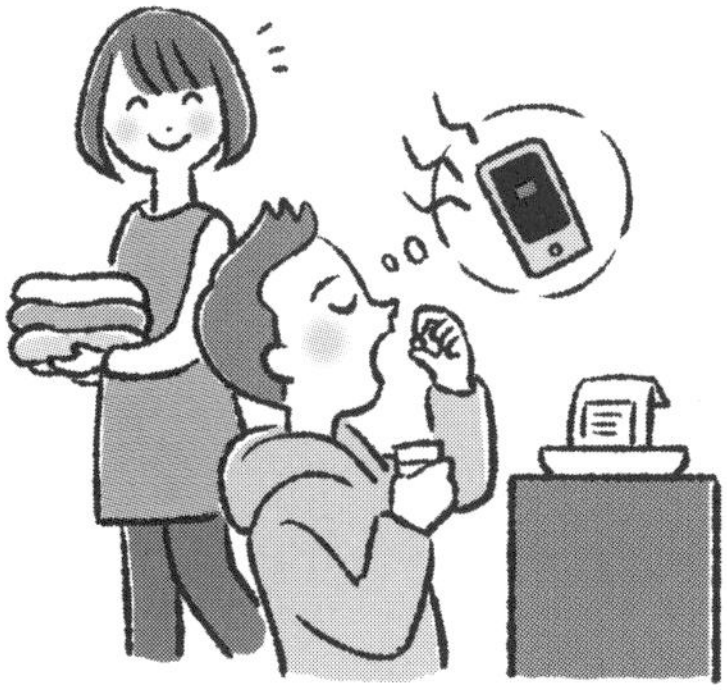

一〇日以内の解熱がカギ！入院して治療する

川崎病は、重症の場合、心臓に栄養を送る血管にコブができ後遺症となります。後遺症を防ぐためにも、入院して治療を受け、一〇日以内に熱を下げることが重要です。

発症

急性期

発症から1ヵ月間を「急性期」といいます。炎症が起こり、血管が傷ついていく時期です。

発熱から始まり4日目ごろに診断される

多くの子は、発症するとまず発熱し、発熱から3～5日後に、目の充血や発疹《ほっしん》といったほかの症状が現れます。下記の6つの症状から5つ以上現れると、川崎病と診断されます。

入院して治療開始

治療には入院が必要で、のみ薬と点滴薬を使います（→P39）。診断されたら当日のうちに入院し、できるだけ早く、遅くとも7日目までには治療を開始します。

特徴的な6つの症状

発熱が最初の症状となることが多く、3歳以上の子は発熱と首の腫《は》れが同時に起こることもあります。

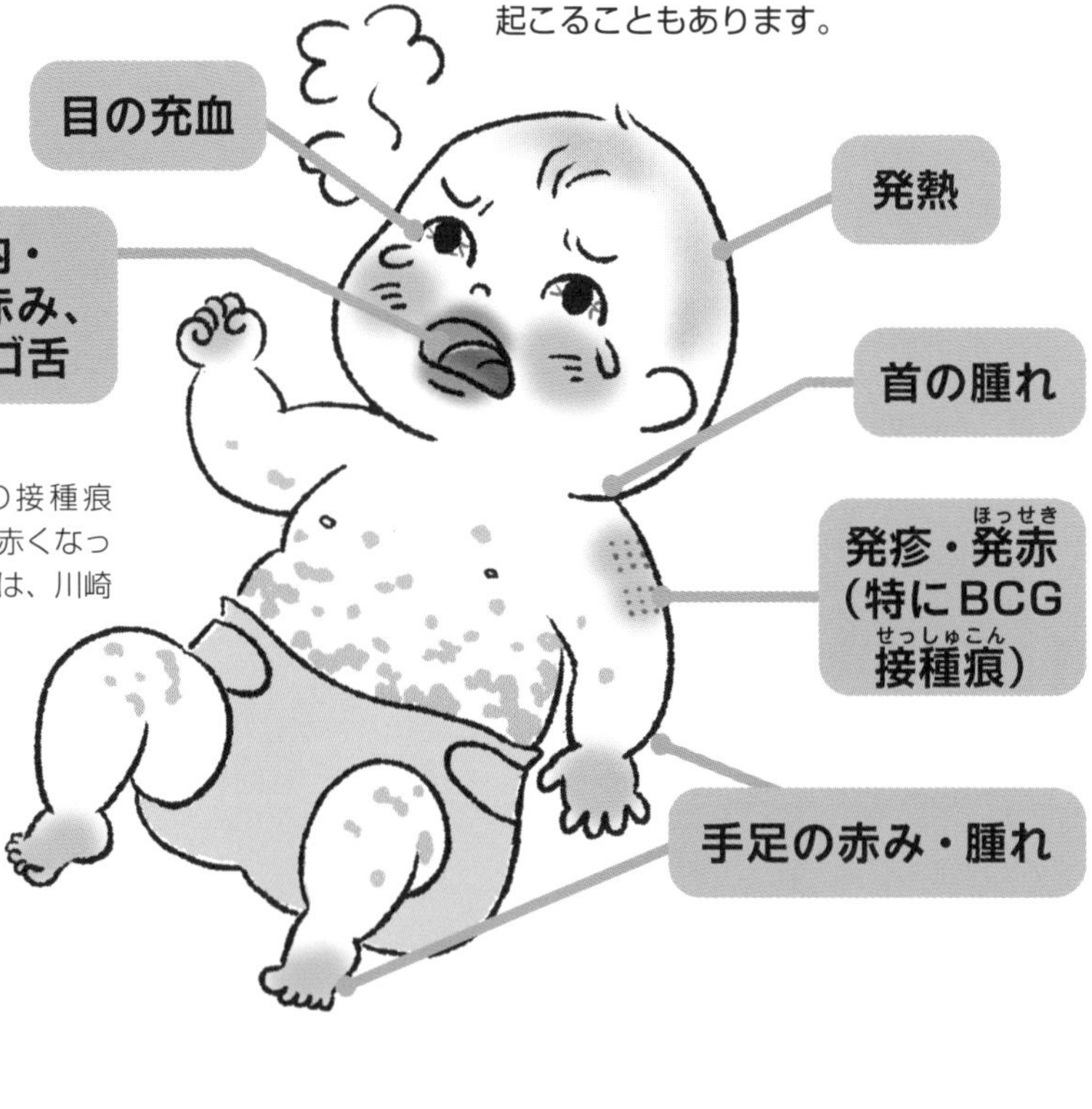

特にBCGの接種痕が腫れたり赤くなったりするのは、川崎病の特徴

1ヵ月

10日目

解熱

薬が効けば、翌日には熱が下がります。ぶり返すことなく、37.5℃以下の平熱が続けば安心です。遅くとも10日目までに平熱になることが重要です。

熱が下がらないと血管がふくらむ

高熱は、血管の炎症が続いていることを示します。炎症が続くと血管が傷つき、10日目ごろには弱くなった血管にコブができます（→P14）。コブができると、後遺症になることがあります。

検査値が改善してきたら退院

火事が鎮火するまで時間がかかるように、川崎病も体内の炎症が治まるまでに少し時間がかかります。炎症が治まったことや後遺症の有無を検査で確認できたら退院できます（→P46）。

自宅で療養する

病気と闘ったり入院したりしたため、子どもの体力は落ちています。のみ薬での治療は続きますが、安静にする必要はありません。適度に体を動かしながら、体力を回復させましょう（→P47）。

後遺症期へ（→P8）

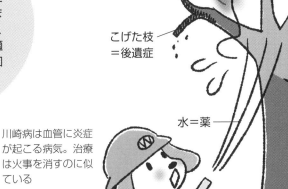

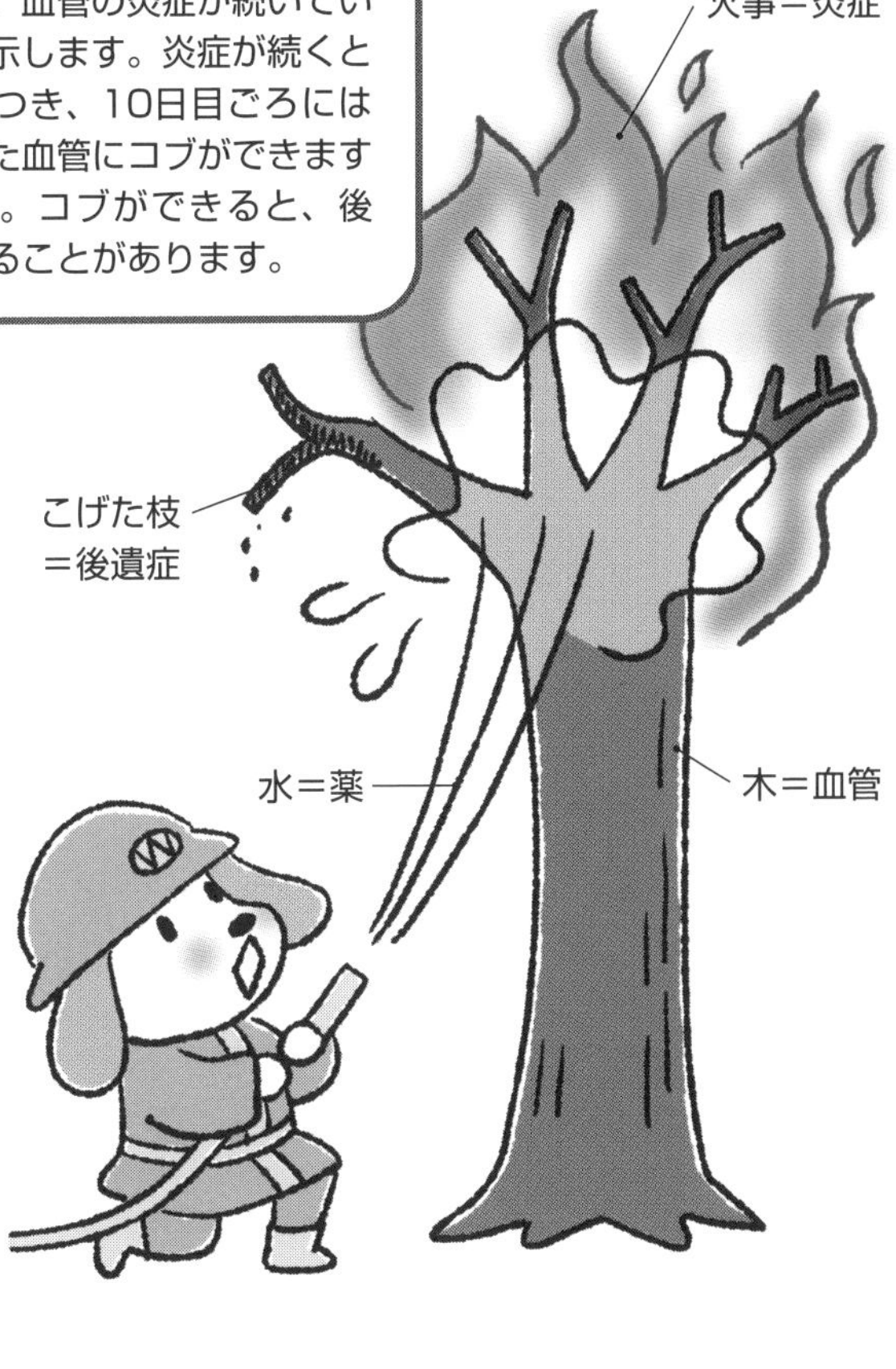

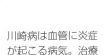

川崎病は血管に炎症が起こる病気。治療は火事を消すのに似ている

後遺症期

発症から1ヵ月以降は、後遺症があってもなくても「後遺症期（遠隔期とも)」といいます。後遺症の有無によって対応が分かれます。

検診

血管のコブの有無を確認

急性期中に、心臓の血管にコブができることがあります。発症から1ヵ月後に受診して、心臓の血管を検査で確認します（→P60)。コブがなければ後遺症なし、コブがあれば後遺症ありと判断されます。

コブがなければ

しばらくは検診と服薬を

現在ほとんどの子は、コブができないまま川崎病が治っています。後遺症がなくても服薬は2～3ヵ月間、検診は5年ほど続けます。

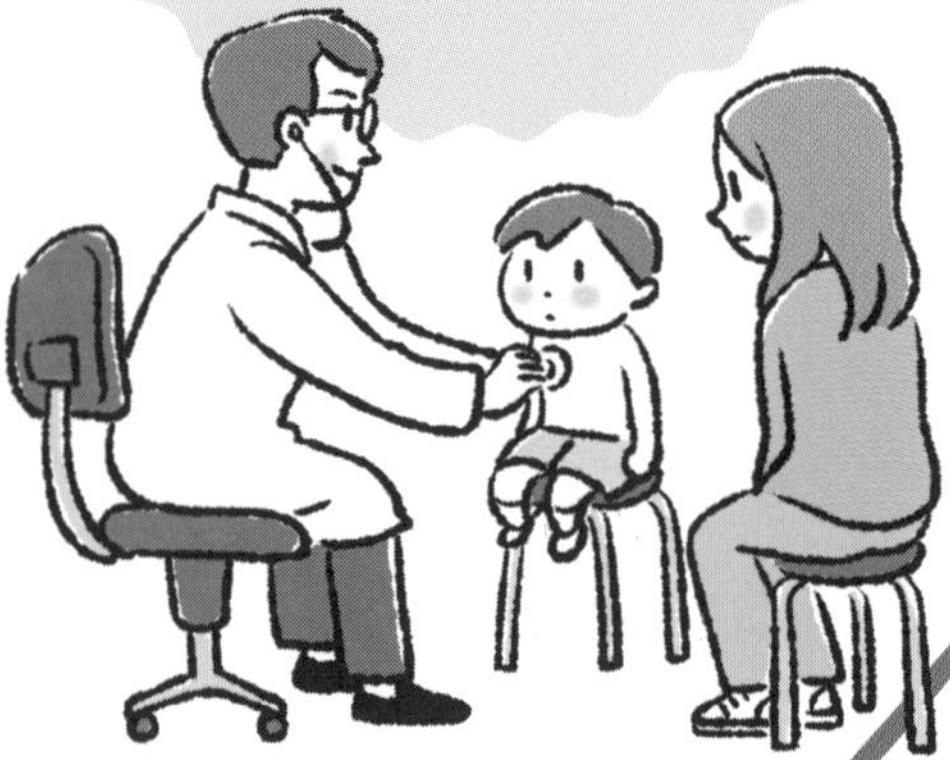

コブができたら

コブが縮むまで服薬し検診を続ける

コブができても、その後治療や検診を続けることで、コブが小さくなることがあります。コブの大きさに合わせて治療や検診が決まっています（→P58)。

コブの有無や大きさは1ヵ月目で判定される

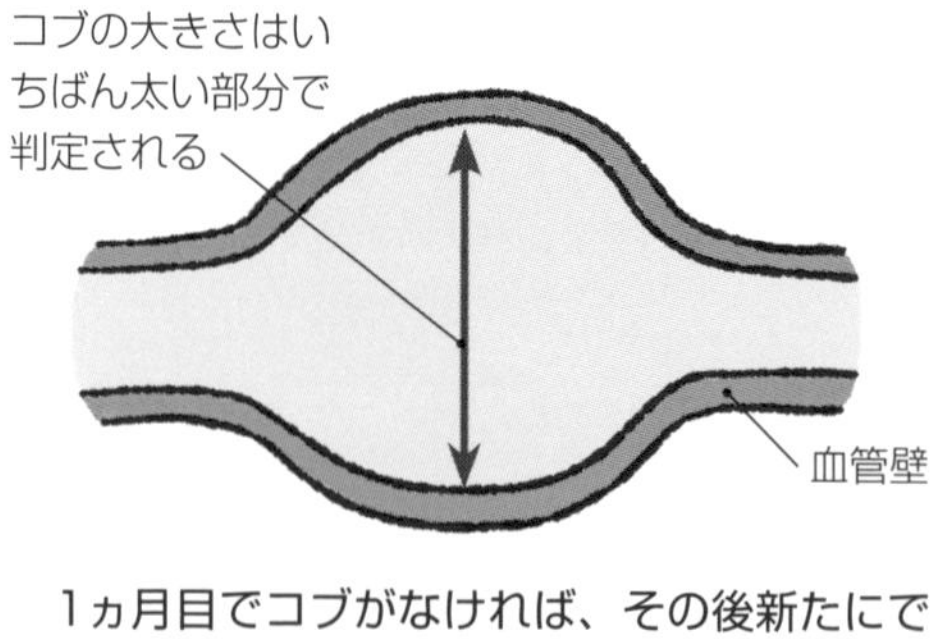
コブの大きさはいちばん太い部分で判定される
血管壁

1ヵ月目でコブがなければ、その後新たにできることはほぼありません。コブができた場合でも、1ヵ月以降は小さくなることがあります。コブの大きさによって重症度が分けられ、重症度によってその後が推測できます（→P58)。

第**1**章

どんな病気？
基礎知識

川崎病は、近年増え続けている病気です。
子どもが突然発熱してなかなか下がらないうえに、
ほかにも症状が現れると、保護者は心配し不安になることでしょう。
川崎病のことを正しく知ると不安が和らぎます。

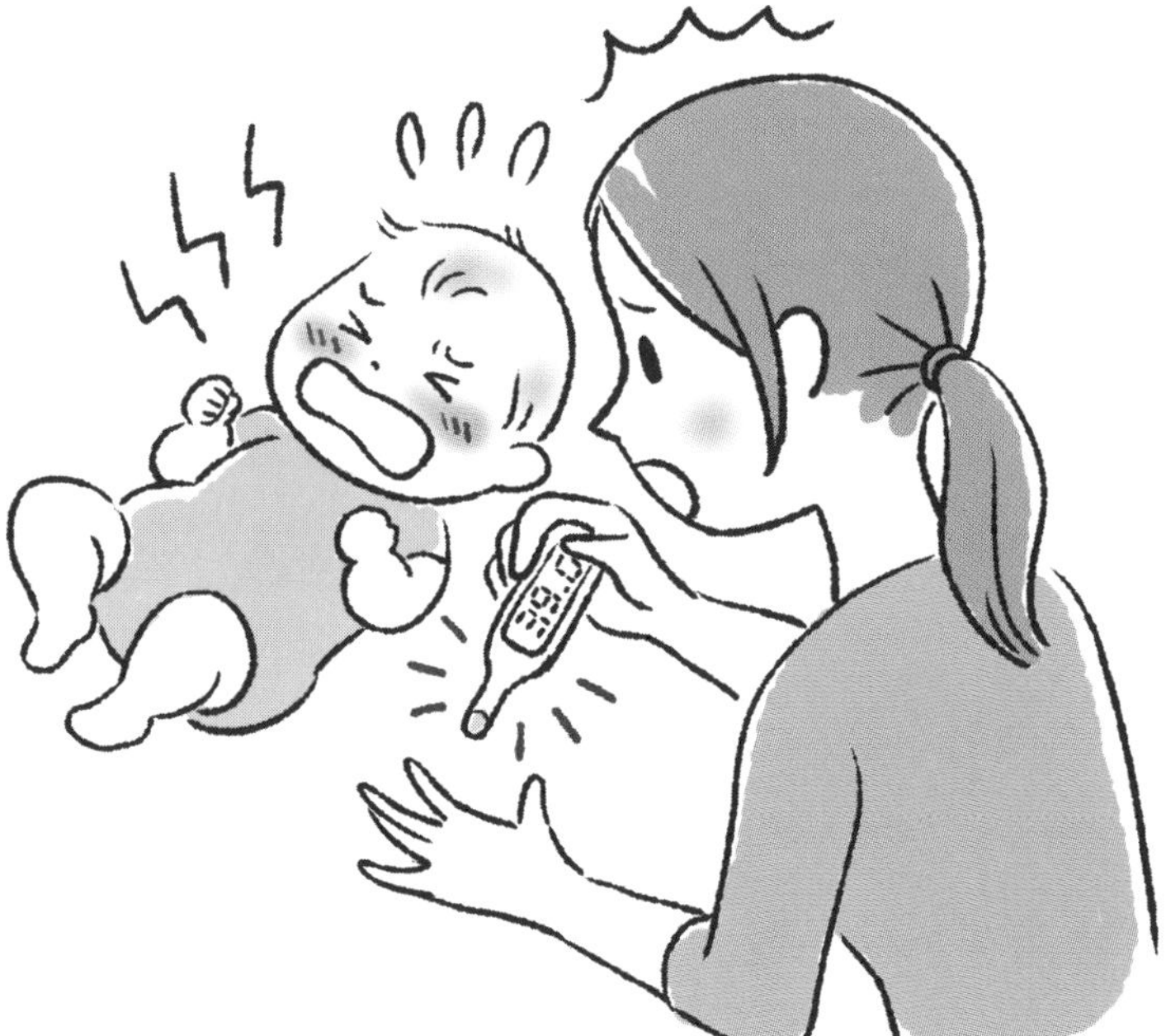

血管に炎症が起こる病気

川崎病は、血管に炎症が起こる病気です。現在は治療法が確立し、ほとんどの子どもが後遺症なく回復しています。ただ患者数は年々増加し、珍しい病気ではなくなっています。

全身の血管に炎症が起こっている

川崎病になったとき、体で起こる主な異常は、「血管の炎症」です。血管は全身にくまなく張り巡らされているので、症状も全身のさまざまな場所で起こります。

炎症が起こる血管

心臓から血液を全身に送る動脈と、血液を心臓に戻す静脈があります。炎症が起こるのは動脈ですが、体内で最も太い大動脈や静脈では起こりません。

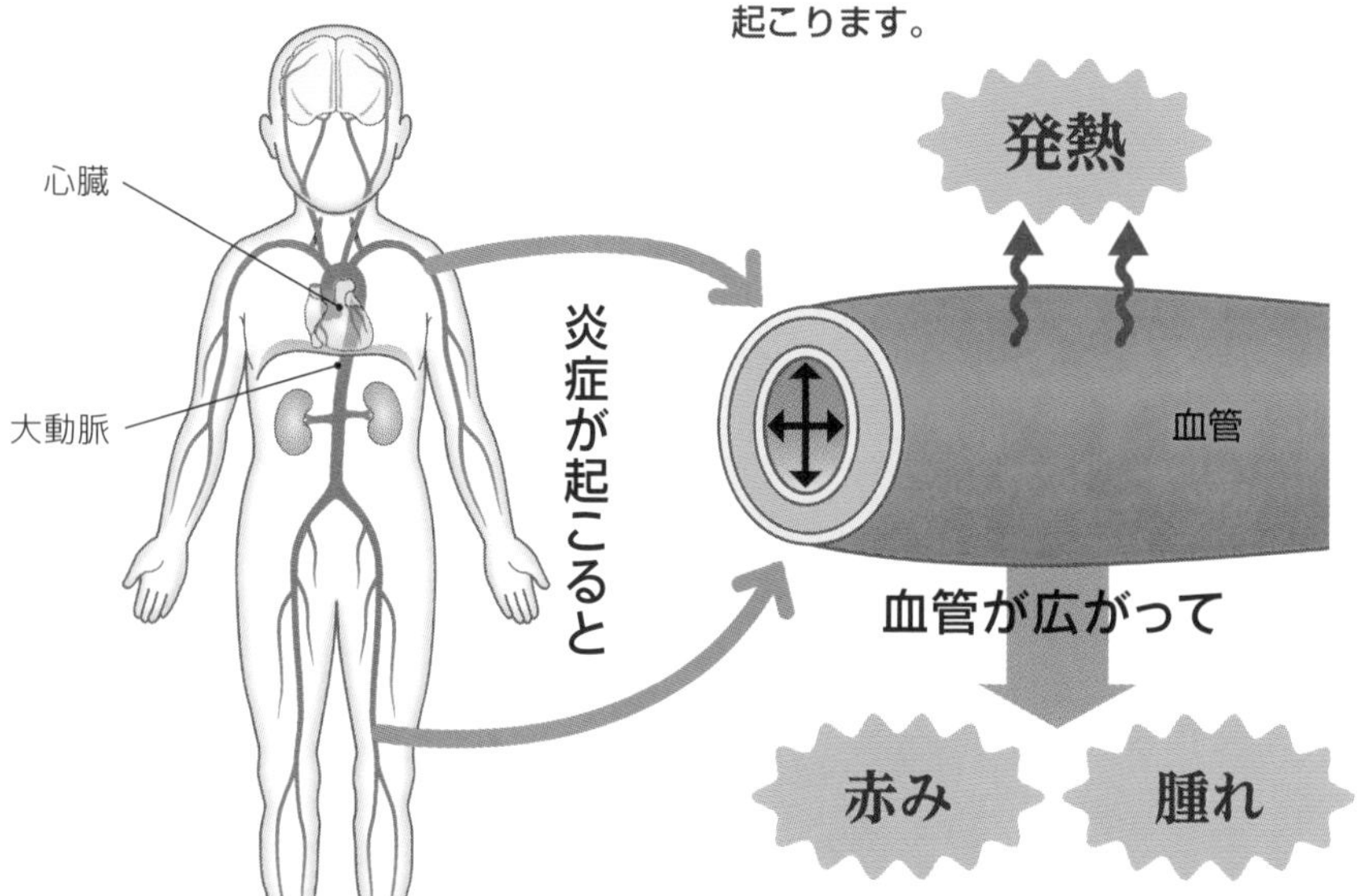

炎症が起こると熱を発し、血管が広がって赤みや腫れなどが起こる

一九六〇年代に発見された病気

川崎病は、乳幼児に多い病気です。全身の血管に炎症が起こることによって、さまざまな症状が現れます。突然の発熱から始まり、目や唇の充血、体の発疹《ほっしん》・発赤《ほっせき》、手足の赤みや腫《は》れ、首の腫れなどが主な症状です。最も注意すべきことは、心臓の冠動脈《かんどうみゃく》という血管のコブですが、治療によって予防することができます。

川崎病が初めて発見されたのは、一九六一年のこと。現在は治療法がほぼ確立されていますが、不明な点も多く、研究が続けられています。

日本では、子どもの人口が減少する一方で、患者数は増え続けています。

川崎病の患者数、罹患率、死亡率

患者数は、ほぼ年々増加し、2018年では1万7000人以上と最多。一定期間にどれだけ病気にかかるかを示した「罹患率」もこれまでの最高値を記録した。一方、死亡率は年々低下している

川崎病の全国調査

下のグラフは、川崎病の全国調査の結果です。この調査は全国の小児科や小児専門病院を対象に、1970年以来2年に1回おこなわれています。患者数や罹患率《りかんりつ》、死亡率だけでなく、年齢や症状、受けた治療も調べています。

（日本川崎病研究センター、川崎病全国調査担当グループ「第25回川崎病全国調査成績」2019年を元に作成）

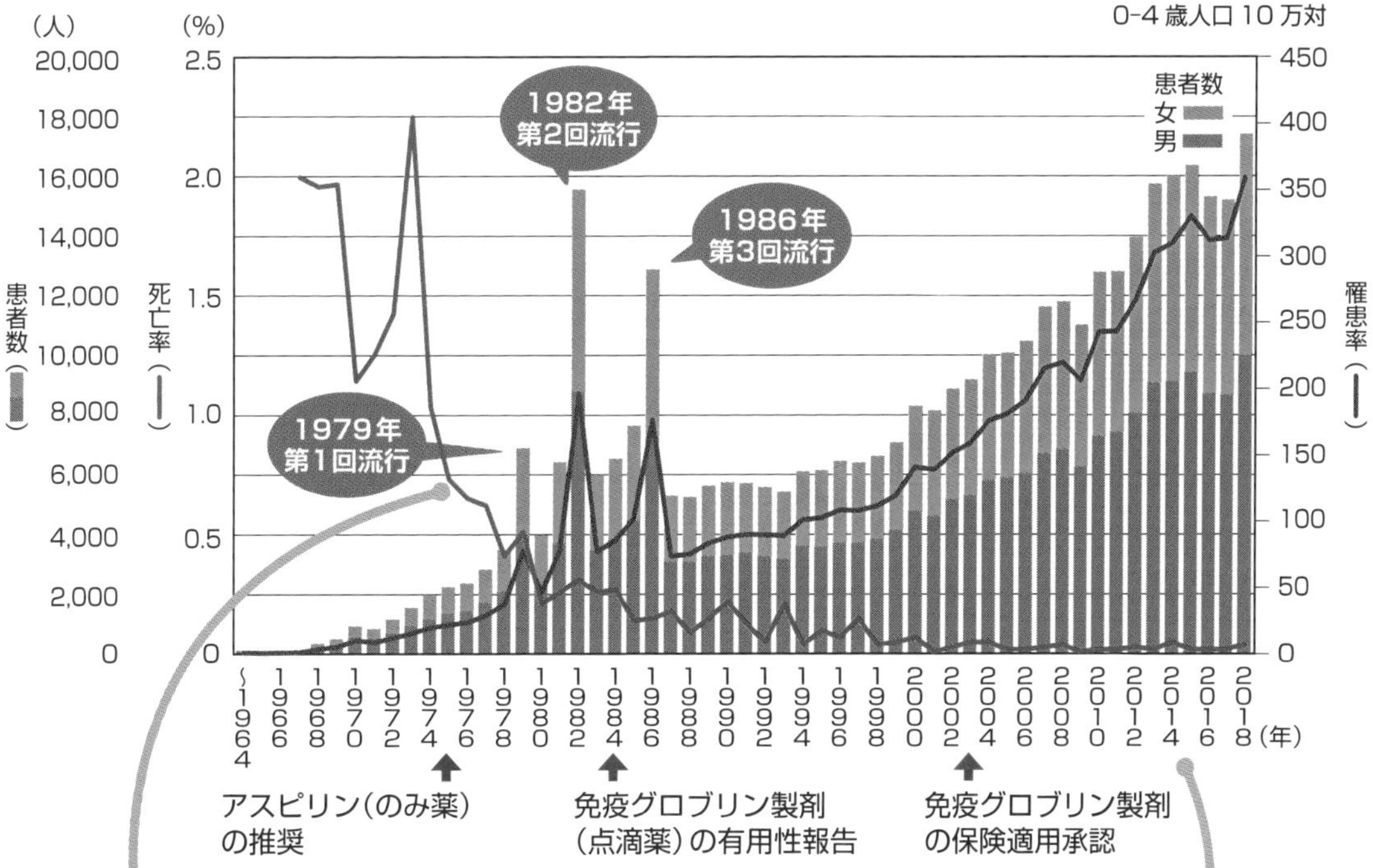

今は命の危険は少なくなった

川崎病が発見された当初、死亡率は約2%でした。これは、はしか（麻《ま》疹《しん》）の死亡率より高い数字です。しかし、治療法の確立とともに死亡率は激減。現在の川崎病の死亡者は年間1～5人（死亡率0.05%前後）です。

昔よりもかかりやすくなった

川崎病は過去3回大流行があり、患者数が急増し、医療機関の小児病棟には川崎病の子どもたちがあふれたといわれています。現在は少子化にもかかわらず、大流行時の患者数、罹患率を超えています。

川崎病とは②

四歳以下の発症が多く、小学生以降は少ない

川崎病は、子どもがかかる病気です。特に四歳以下の小さな子どもがかかりやすく、全体の九割弱を占めています。年齢によって、現れやすい症状に違いがあるので、発症したときの年齢も重要です。

小さな子どもがかかる病気

2018年の川崎病の全国調査によると、4歳以下の患者数は約1万5000人。これは、患者全体の9割弱に当たります。特に、6ヵ月から4歳までの子どもに多く、この時期が川崎病にかかりやすい年齢といえます。

男の子のほうがやや多い

近年の患者数を男女で比べると、全年齢を通して、男の子は女の子の約1.3倍多いことがわかりました。しかし、数の上でやや差はあるものの、女の子も川崎病への注意は必要です。

年次別、性別、年齢別罹患率

下のグラフは年齢別の罹患率で、男の子は黒、女の子は赤で示した

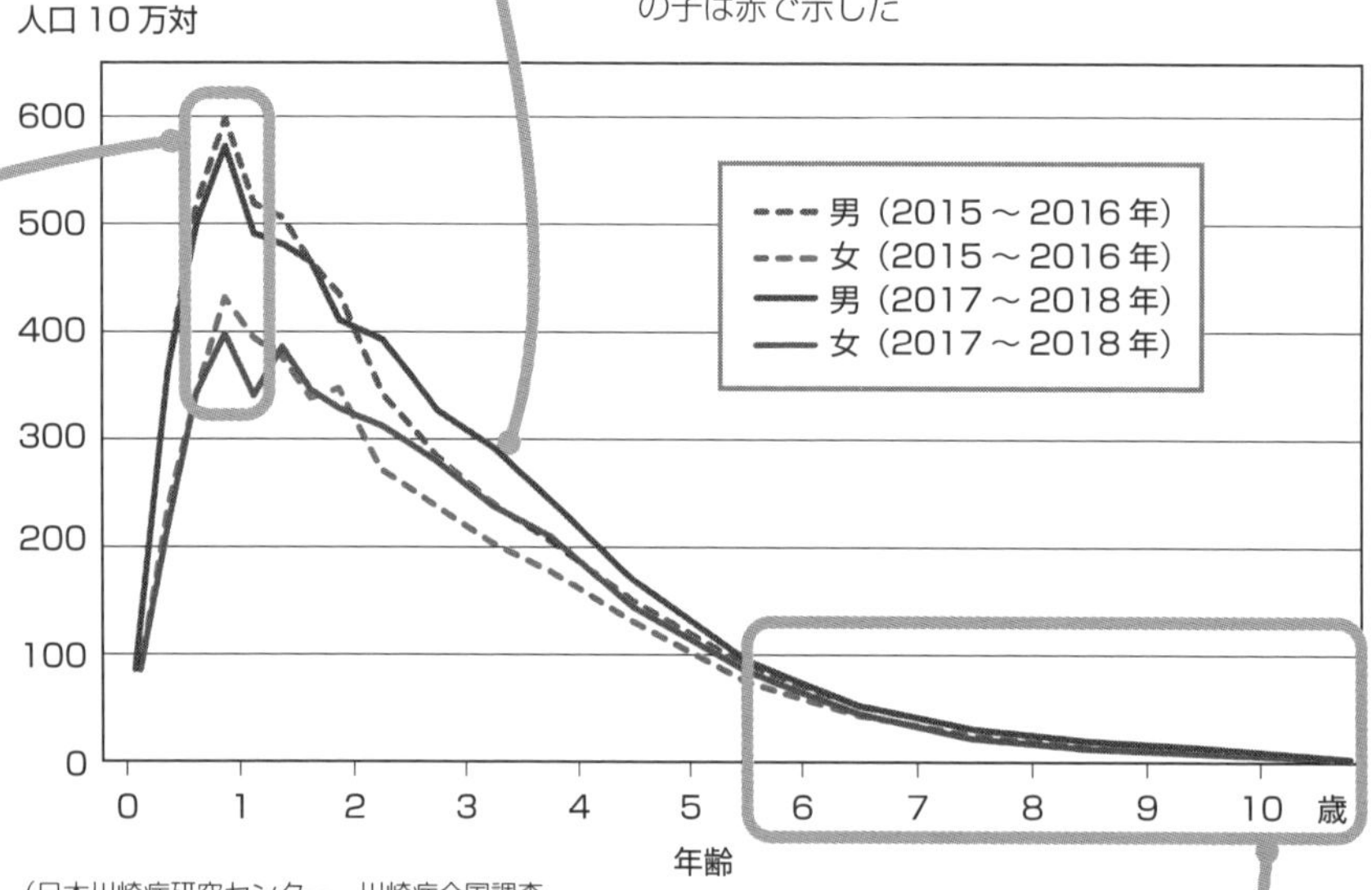

（日本川崎病研究センター、川崎病全国調査担当グループ「第25回川崎病全国調査成績」2019年を元に作成）

小学生になればかかりにくくなる

川崎病では、4歳以下を「乳幼児」、5歳以上を「年長児」と呼びます。年長児の患者は少数で、特に小学生以降は少なくなっていきます。

大人の発症は非常にまれ

非常にまれですが、成人になってから発症する例もあります。ほとんどが20代で、男女の差はありません。首のリンパ節の腫れ、肝機能障害、関節炎などの症状がみられます。

発症年齢によって症状の現れ方が違うことも

川崎病は、小さな子どもがかかる病気で、大人がかかることはほとんどありません。

かかりやすいのは、四歳以下。なかでも生後九ヵ月から一一ヵ月までの子が発症する割合が最も高く、それ以降は年齢とともに減っていきます。

川崎病には、典型的な症状が六つありますが、必ずしも全員にすべての症状が現れるわけではありません。発症したときの年齢によって、現れやすい症状が異なります（→P17）。典型的な症状がそろわず、川崎病だと気づくのが遅れる場合もあります。そのため、発症した年齢はとても重要で、その年齢でどんな症状が現れやすいか知っておくことが大切です。

親がかかったことがあると子どもも起こりうる

子どものころに川崎病にかかった人が、親世代になり、子も川崎病を発症したという例は増えています。川崎病にかかりやすい遺伝子があるのではと考えられ、研究が進められています。

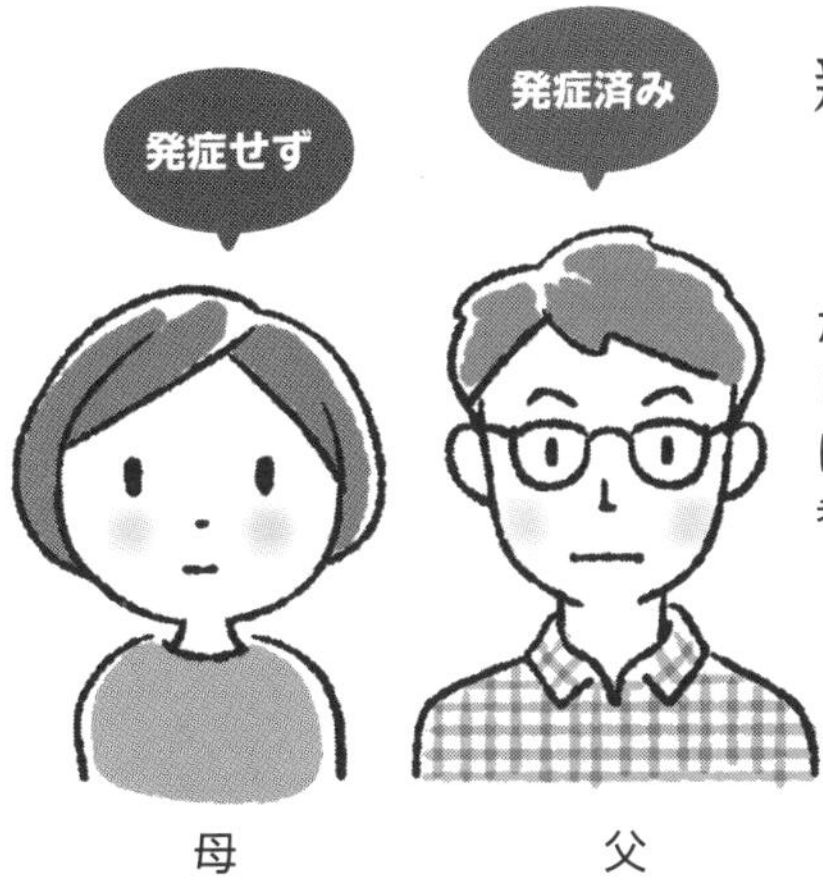

男親にかかったことがある人がやや多い

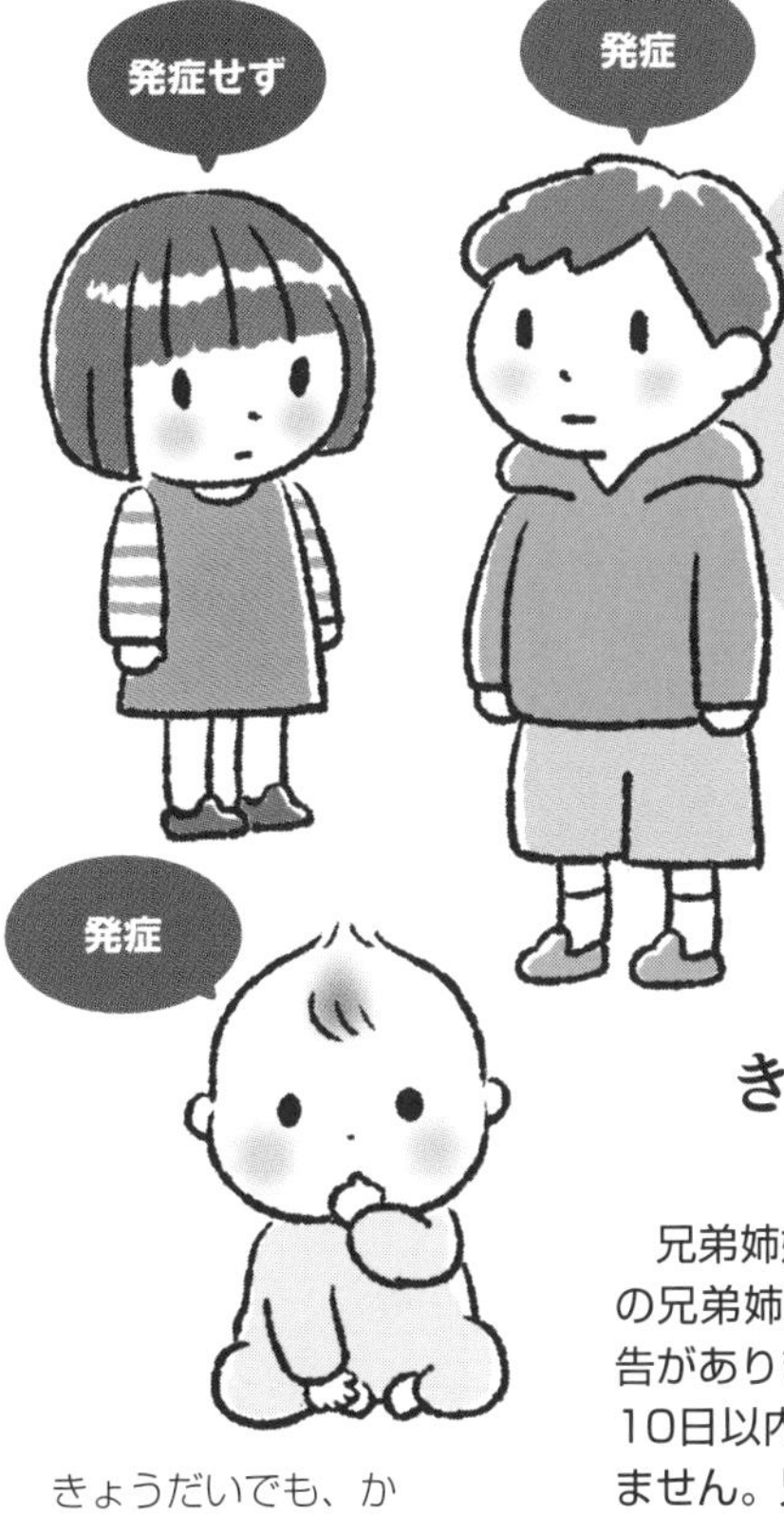

ピークは1歳ごろ

川崎病を発症する子の割合は、生後0ヵ月から少しずつ増えはじめ、9～11ヵ月で最も多くなります。それ以降は、年齢とともに少なくなっていきます。

きょうだいでも、かからない子もいる

きょうだいで川崎病にかかることもある

兄弟姉妹が川崎病にかかっていると、ほかの兄弟姉妹も約10倍かかりやすいという報告があります。兄弟姉妹が同時に、あるいは10日以内に発症することもめずらしくありません。兄弟姉妹が同じような遺伝要因や環境要因をもっているためと考えられます。

川崎病とは③

心臓の血管が傷んで、後遺症が残ることも

川崎病が怖いのは、心臓に後遺症が残る可能性があることです。心臓の血管にできる大きなコブが恐れられていましたが、現在は早く炎症を抑えれば、コブができないことがわかっています。

炎症が10日以上続くと血管にコブができる

川崎病は、血管に炎症が起こる病気です。この炎症が10日以上続くと、血管の壁が変化し、外側にふくらんでコブができることがあります。多くの場合、コブは心臓の血管にできます。

健常な動脈

血管の内側は、内膜、中膜、外膜という3層構造になっています。中膜は弾力性のある筋肉でできていて、血圧に耐えられるよう、やわらかく伸び縮みします。

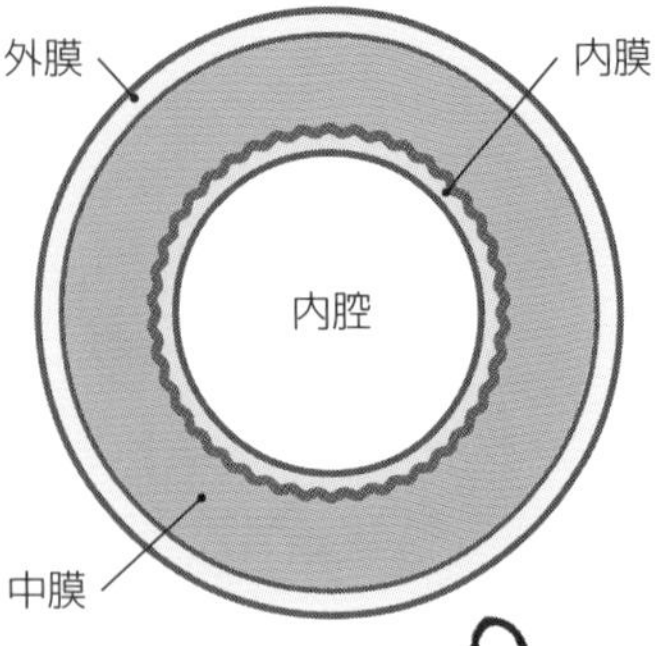

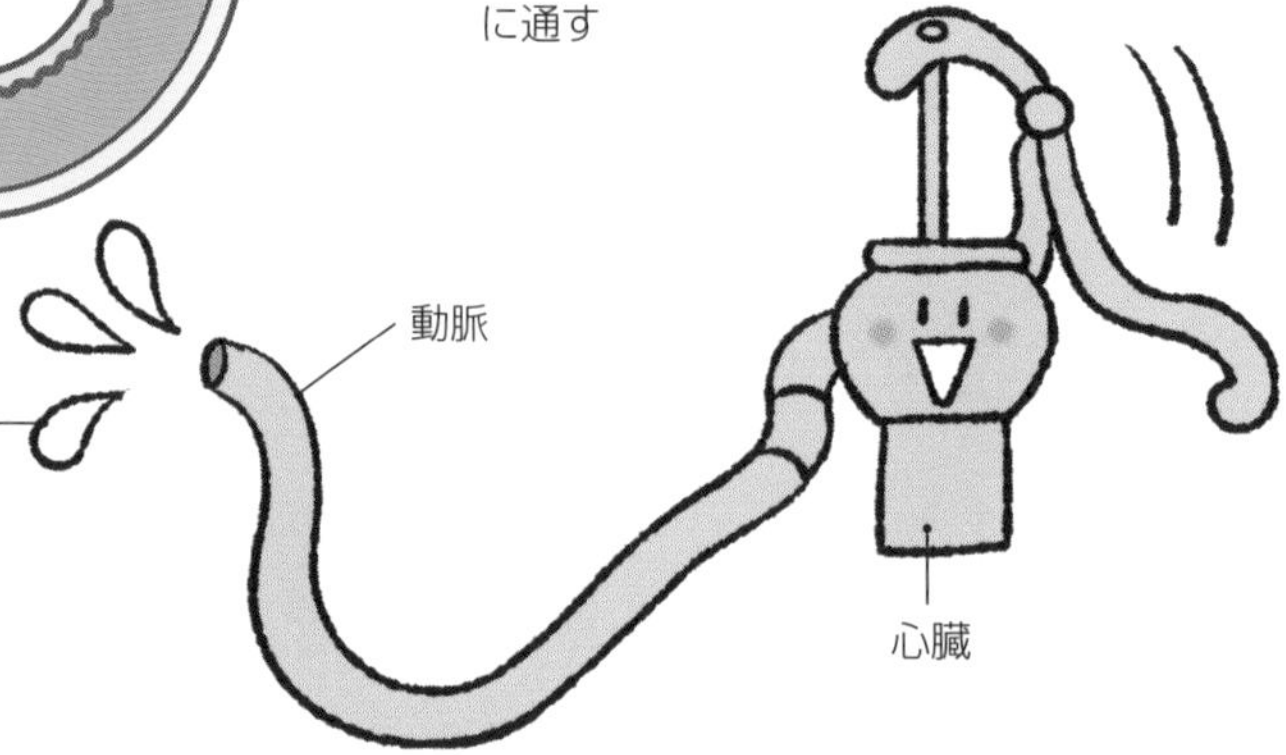
血管は本来しなやかで、血液をスムーズに通す
血液

川崎病が怖いのは、心臓に後遺症が残るから

川崎病は、重症だと発症後一〇日目ごろから、心臓に栄養を送る冠動脈という太い血管にコブができることが知られています。

コブの部分は、内膜が荒れていて、血流がゆるやかなので、血栓《けっせん》という血の塊ができやすく、心筋《しんきん》梗塞《こうそく》を起こしたりする危険があります。突然死につながることもあり、川崎病が発見されて間もないころは、恐れられていました。川崎病は、生まれつき心臓や血管に障害はない子どもに、重大な心臓病を起こす最大の原因なのです。

現在は、発症後に早く炎症を抑えれば、血管のコブはできないことがわかっています。早期の治療が重要なのは、そのためです。

発症後６〜８日目

炎症によって、血管の中膜がやけどをしたときのように水ぶくれを起こします。これが、炎症の初期症状です。

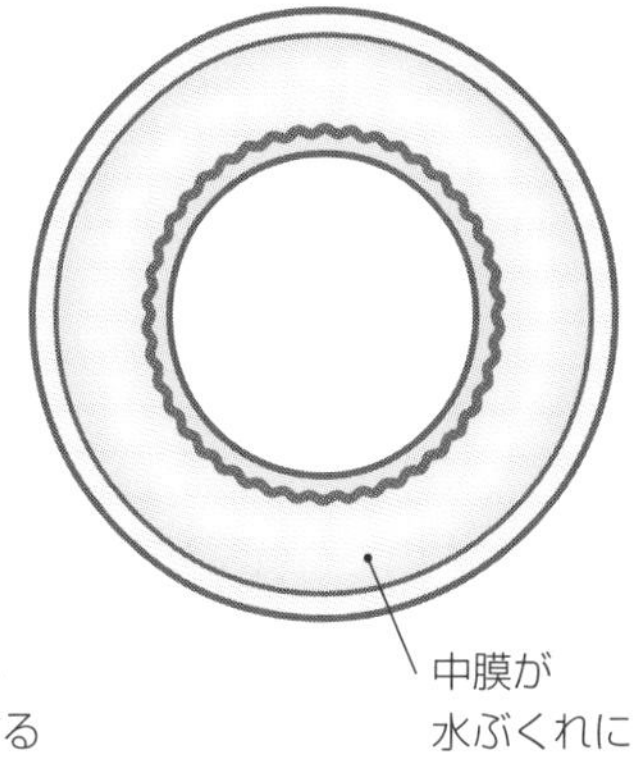
中膜が
水ぶくれに

発症後８〜10日目

炎症が内膜、中膜、外膜のすべての層に広がります。内膜と中膜の境にある、血管の形を保つ組織が断裂します。

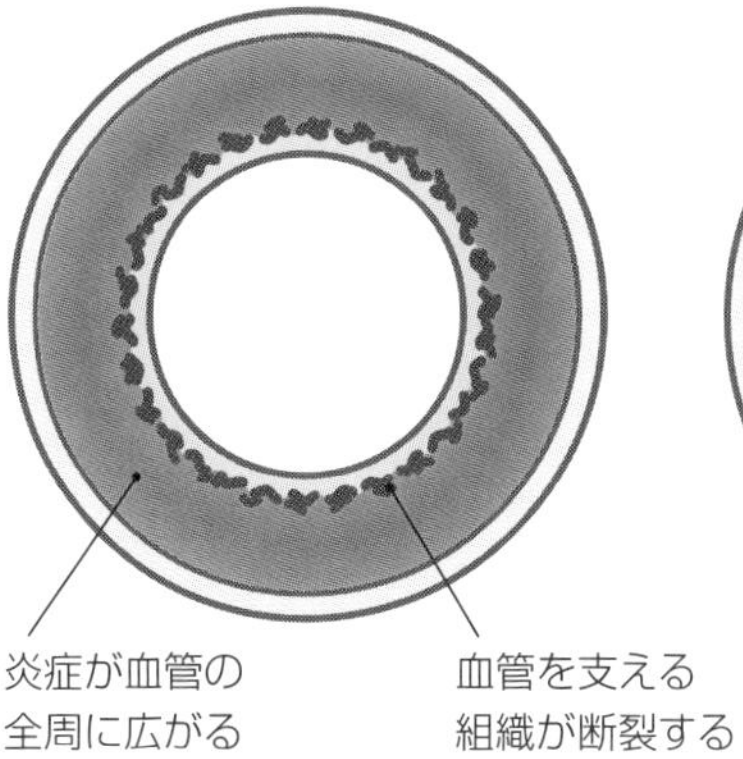
炎症が血管の
全周に広がる
血管を支える
組織が断裂する

発症後11 〜 12日目

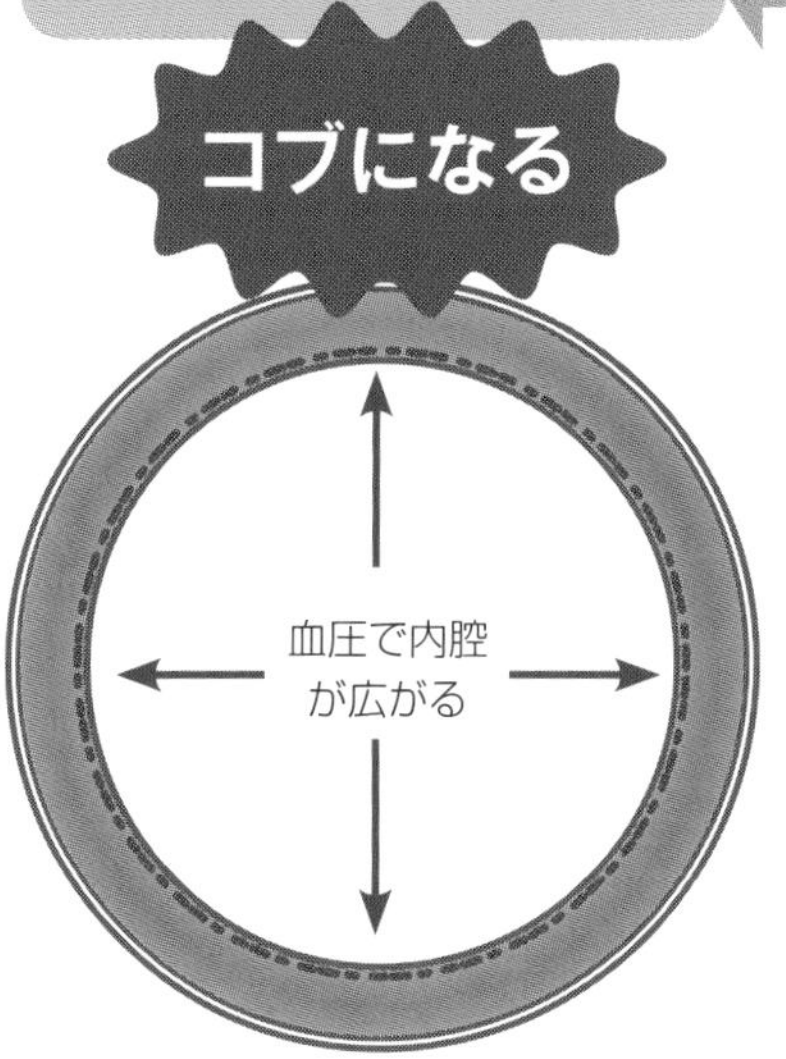
コブになる
血圧で内腔
が広がる

形を保てなくなった血管は、内側から外側へとかかる血圧の力を支えきれなくなり、風船のようにふくらみます。

横から見ると

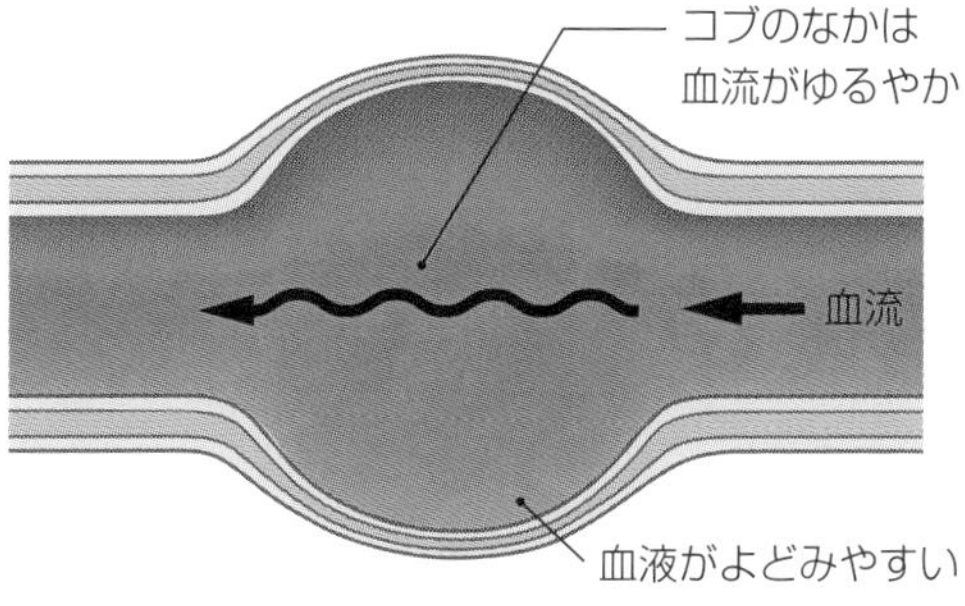
コブのなかは
血流がゆるやか
血流
血液がよどみやすい

血管のコブは大きくふくらみますが、破裂することはまれです。コブは複数できたり、数珠《じゅず》のように連なったりすることもあります。

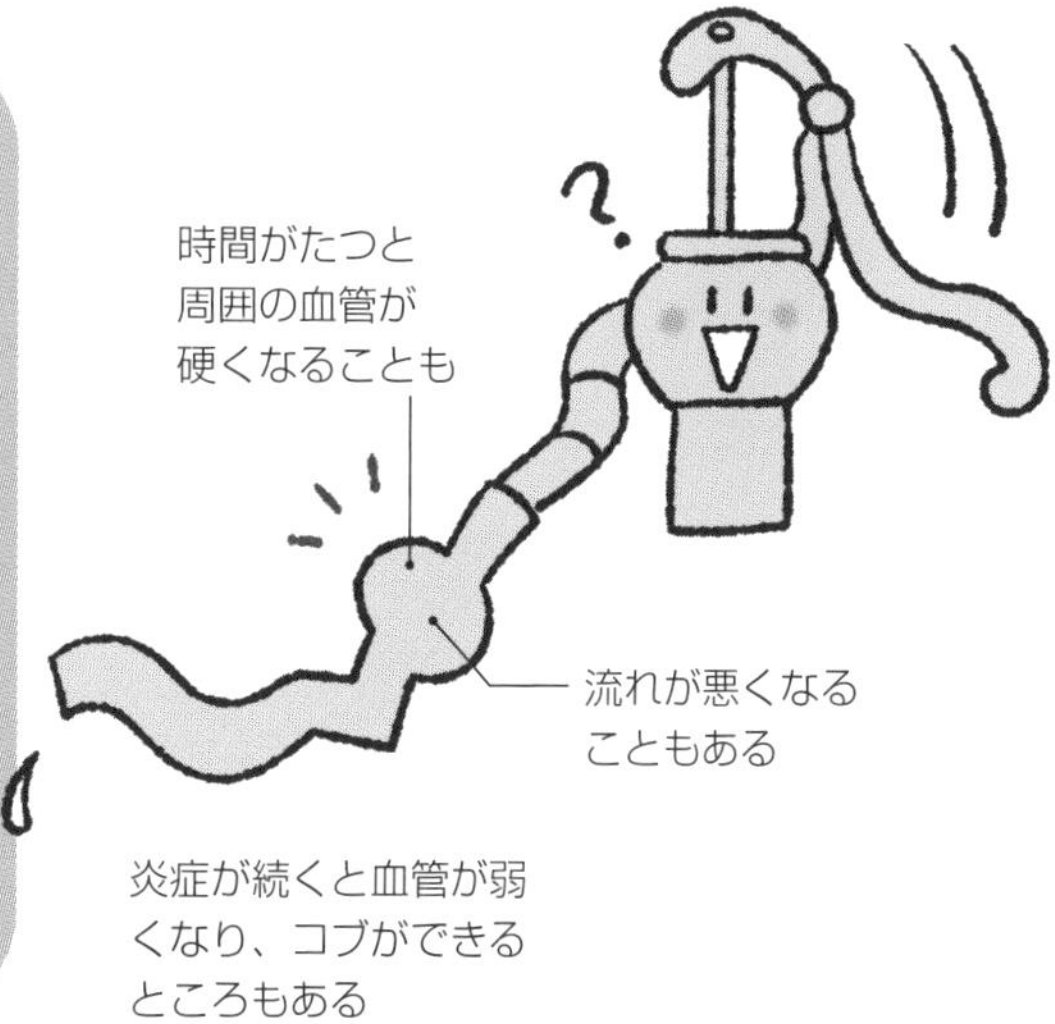
時間がたつと
周囲の血管が
硬くなることも
流れが悪くなる
こともある
炎症が続くと血管が弱
くなり、コブができる
ところもある

発症すると

症状は六つあるが、全部は現れない子もいる

川崎病には、六つの症状があります。このうち五つ以上が現れれば川崎病と診断されますが、症状が四つ以下の子もいます。起こりやすい症状は、発症時の年齢によって違いがあります。

発熱から始まり、症状が数日後に次々現れる

典型的なパターンは、突然の発熱から始まります。発熱した日を1日目として、3～5日目に次々と症状が現れてきます。6つの症状のうち、5つ以上現れれば川崎病と診断されますが、4つ以下の「不全型」もあります。

発症時

- **発熱**
- **（首の腫れ）**

ほぼすべての子が、発熱から始まります。突然、高い熱だけが出ますが、かぜのような症状を伴う場合もあります。３歳以上では、首の腫れが、発熱と同時に出ることが多くあります。

↓

3~5日後

1. **発熱**（→P18）
2. **目の充血**（→P19）
3. **口や唇の赤み**（→P19）
4. **発疹・発赤**（→P20）
5. **手足の変化**（→P21）
6. **首の腫れ**（→P21）

発症後、6つの症状が時間差で現れてくる。多くの場合、**2**～**6**の症状は発熱の数日後に現れる

→

症状が５つ以上現れる子が多い

発熱から３～５日後、症状が次々と現れてきます。１～４歳では、５つ以上の症状が現れることが多いとされています。

→

症状が４つ以下の子は「不全型」かもしれない

症状が５つ現れない子も、「不全型」の川崎病の可能性があります。不全型は全体の約20％を占めます。症状が少ないからといって軽症というわけではなく、同様に後遺症の危険があります。

川崎病は特徴的な症状が六つある

　川崎病の主な症状は、①発熱、②目の充血、③口や唇の赤み、④発疹・発赤、⑤手足の変化、⑥首の腫れ、です。典型的な川崎病では、このうち五つ以上の症状が、発熱後の数日間で現れます。

　特に、川崎病にかかりやすい一歳から四歳の子どもでは、五つ以上の症状が現れやすく、川崎病の専門医でなくても、小児科医なら診断できます。

　ただし、川崎病には症状が五つ以上現れない「不全型」もあり、特に一歳未満の子どもや、五歳以上の子どもに多くみられます。この場合は発見が遅れやすく、後遺症が残りやすいといえます。

年齢によって症状の起こり方が異なることも

　症状の起こり方は、発症したときの年齢によって違いがあります。１～４歳では比較的、５つ以上の症状が現れやすく、それ以外の年齢では不全型がやや多くなります。

0歳

首の腫れ、口と唇、手足の症状は現れにくい

　０歳、特に６ヵ月未満の子には、不全型が多くみられます。首の腫れ、口と唇、手足の症状が、やや現れにくい傾向があります。BCG接種後は、接種したところに赤み（発赤）が現れやすい年齢です。

1~4歳

5つ以上現れる子が多い

　５つ以上の症状が現れる場合が多くありますが、なかにはいずれかの症状が現れない場合もあります。年齢が高くなるにしたがって、不全型の子どもが増えていきます。

5歳以上

首の腫れは現れやすいがBCG痕の発赤はまれ

　6つの症状のなかで首の腫れは、全年齢では頻度が最も少ない症状ですが、年長児に多くみられます。BCG接種から2年以上たっているため、接種痕《せっしゅこん》に発赤が起こることはまれです。

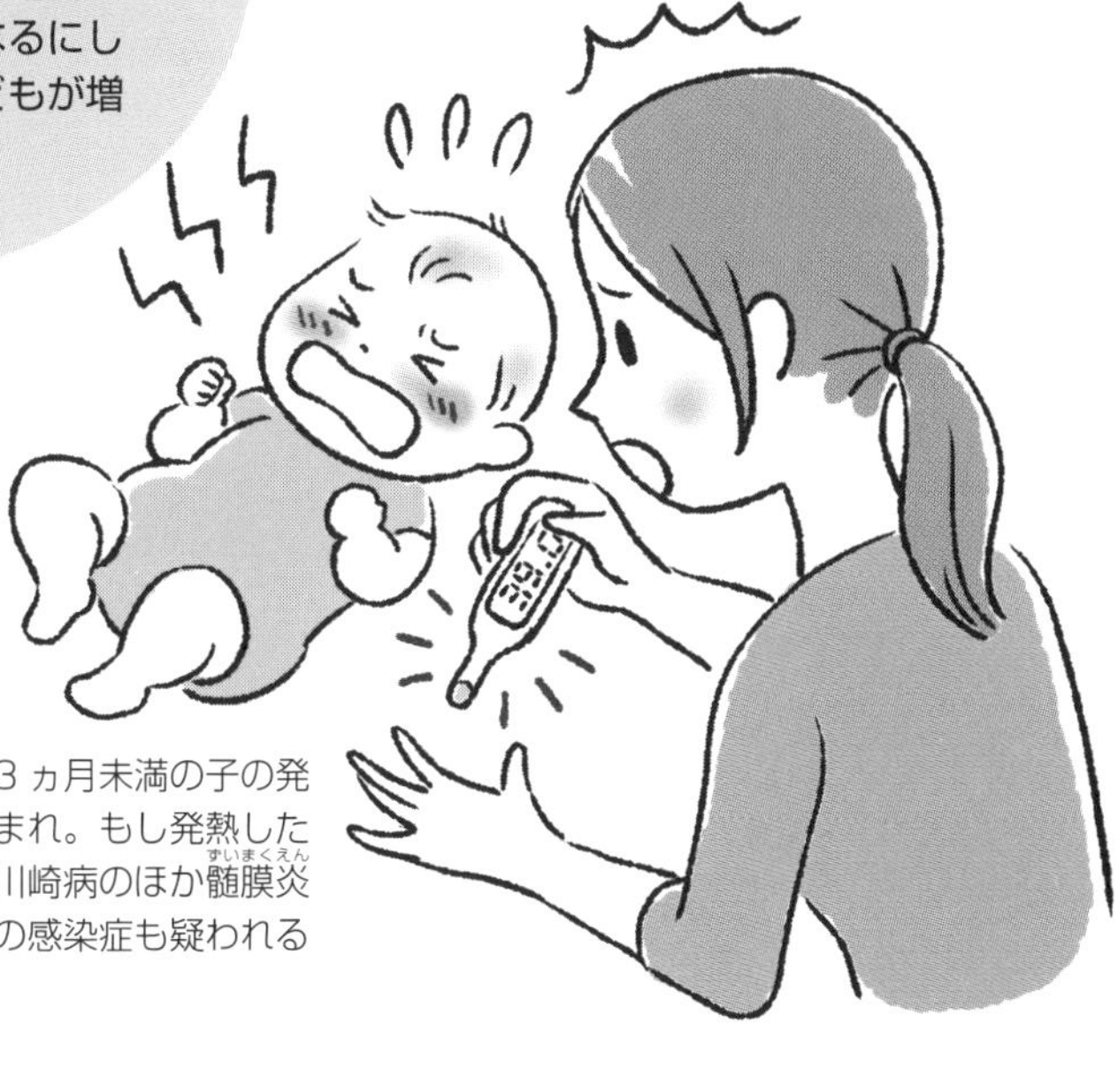

特に3ヵ月未満の子の発熱はまれ。もし発熱したら、川崎病のほか髄膜炎《ずいまくえん》などの感染症も疑われる

発熱が続き、目と唇が赤い特徴的な顔に

発熱に続き、目や唇、口の中が真っ赤になった場合は、川崎病である可能性があります。これらの症状は、川崎病の症状のなかでも出現率が高い症状です。

発熱はほぼ必ず起こり、最初に現れる

発熱はほぼ全員に起こり、ほとんどが最初の症状として現れます。以前、発熱は5日以上続くことが診断の条件でしたが、現在は日数を問われません。

38.5℃以上の発熱が続く

38.5℃以上と、高い熱が続きます。1日のうちで、1℃前後上がったり下がったりする波がある子もいます。解熱薬の効果は一時的で、効果が切れると再び上がります。

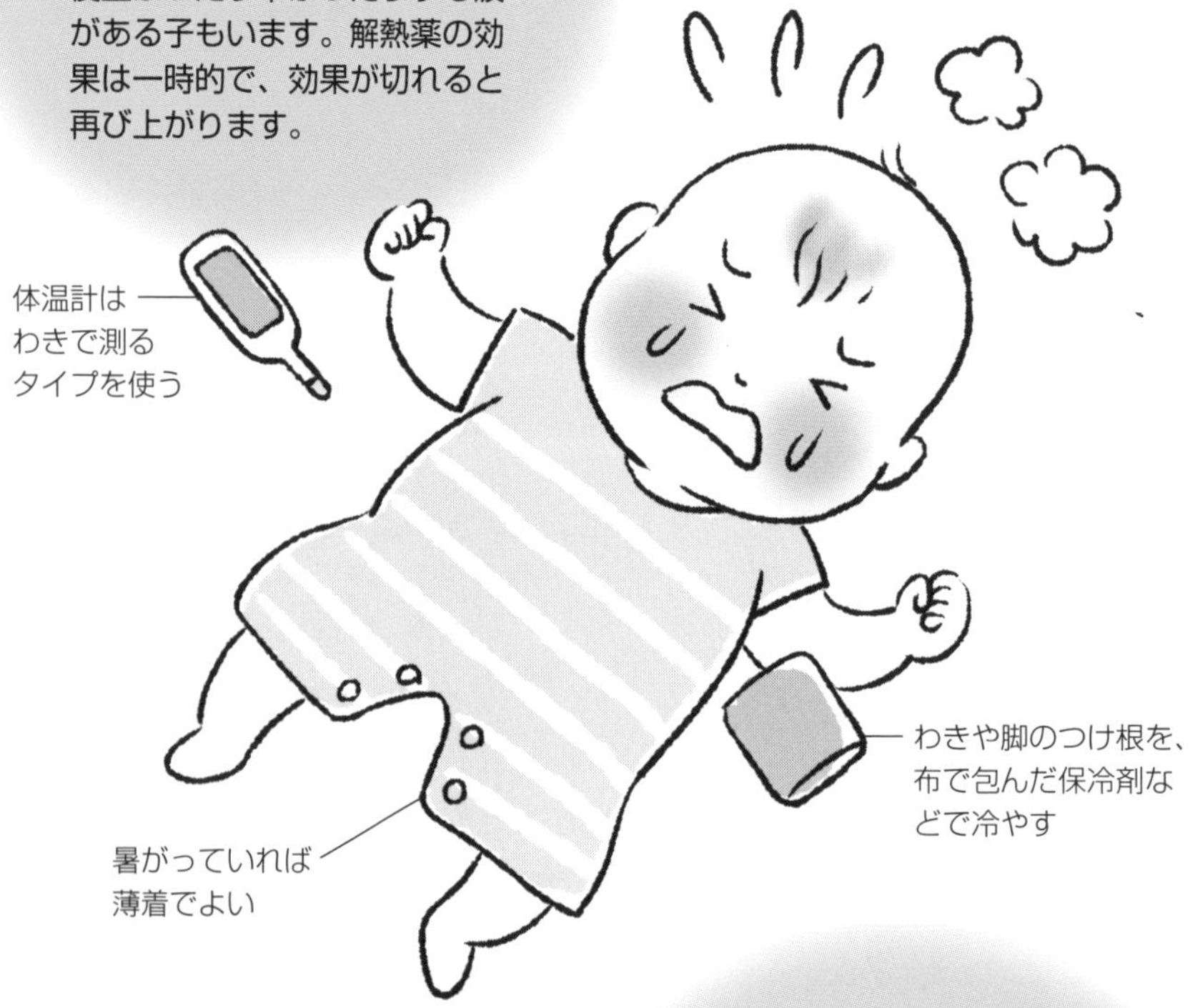
体温計は
わきで測る
タイプを使う
わきや脚のつけ根を、
布で包んだ保冷剤な
どで冷やす
暑がっていれば
薄着でよい

▲ 発熱時の様子のみかた

発熱時は、一般的な対応でかまいません。嫌がらなければ、わきや脚のつけ根を冷やすとよいでしょう。食欲がなければ母乳やミルク、イオン水などで脱水を防ぎます。生後6ヵ月以上なら解熱薬を使えますが、川崎病のときはあまり効きません。

非常に不機嫌になるのも川崎病の特徴

子どもはよく発熱しますが、感染症などの発熱に比べて、高熱が続きます。とても不機嫌になり、ぐったりすることも特徴です。5歳以上では、だるさを訴えることもあります。

目や口が真っ赤になる特徴的な顔つきに

かつては「川崎病顔貌《がんぼう》」といわれたほど、顔に現れる症状は川崎病の特徴です。目が真っ赤に充血し、口や唇も赤く腫れます。

充血の出現率は93%と高く、特に6ヵ月以下の子どもに多いので、川崎病に気づくきっかけになります。口と唇の症状は90%前後、舌の症状は70～80%で、こちらもよく現れる症状です。

発熱や目、口の症状は強め、長めに現れる

かぜなどの場合、たいてい二～三日で熱が下がります。一方、川崎病は高熱で、しかも長引くことが多いのが特徴です。川崎病の治療法がまだわかっていなかったとき、発熱は一週間程度続き、まれに三～四週間続く子もいました。

発熱に続き、目や口、唇が赤くなることもよくあります。川崎病では血管の炎症によって、目や口の血管が広がって赤く見えるのです。のどの痛みはほとんどありません。のどが腫れて膿《うみ》がたまったり、粘膜に水疱《すいほう》ができたりする場合は、川崎病ではなく感染症など別の病気が疑われます。

目が充血するが目ヤニは出ない

充血は両目に起こります。目の白い部分（結膜《けつまく》）の血管が広がって、細い血管が一本一本はっきり見えるほどになります。痛みやかゆみはなく、目ヤニは出ないのが特徴です。

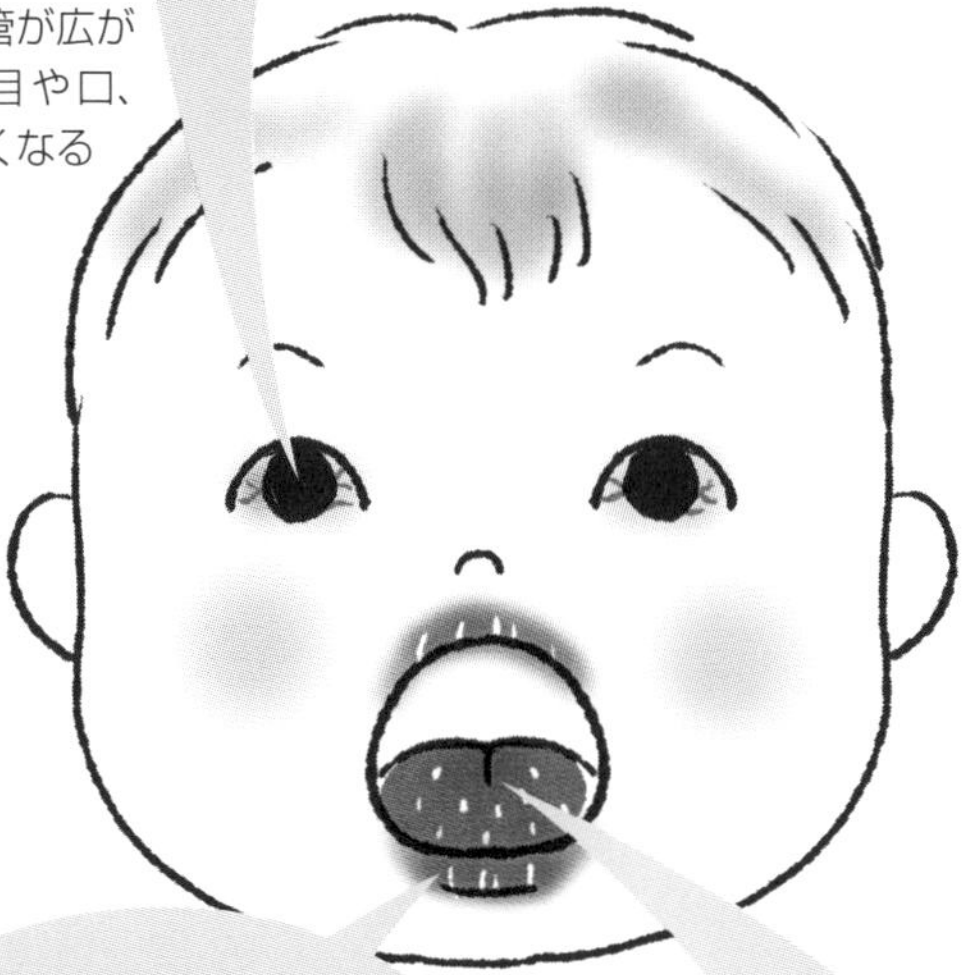

細い血管が広がって、目や口、唇が赤くなる

唇が赤くなり乾燥する

唇が乾燥し、真っ赤になります。表面の乾燥がひどい場合は、ひび割れ、出血を伴うことがあり、出血すると痛みが起こります。ワセリンなどで保湿すると少し楽になります。

舌が赤く腫れてイチゴ状に

舌は赤く腫れたようになります。イチゴのように表面にツブツブが見える「イチゴ舌」の状態になります。口の中やのどの粘膜も真っ赤になりますが、水疱や潰瘍《かいよう》はなく痛みはありません。

症状——発疹・発赤・手足・首

全身に発疹が出て、手足や首が腫れる

川崎病の症状は全身にも現れます。体の発疹や手足の腫れ、首の腫れ、ＢＣＧ接種痕の変化などです。川崎病に特有の症状だけでなく、ほかの原因による紛らわしい症状があるので注意が必要です。

発疹はかゆみはなく形や大きさが不規則

多くは、発症後3～5日に体や手足に赤い発疹が広がります。大きさや形が不規則なまだら状の発疹で、かゆみなどはありません。小さな水ぶくれは、過去まれにありましたが､最近はみられません。BCG接種痕以外には川崎病に特有の現れ方がないので、ほかの症状と合わせて診断されます。

ＢＣＧ接種痕の発赤と手足の皮がむけることは特徴的

発熱後、全身に現れる症状には、赤い発疹があります。特にＢＣＧ接種痕の発赤や、かさぶたのようになることは川崎病の特徴です。接種からあまり期間が経っていない場合は起こりやすく、ひとつの目安になります。そのほかの発疹は形が子どもによって違い、はしかや風疹《ふうしん》、じんましんに似ている場合もあります。

手や足は赤く、てかてかになるほど腫れます。熱が下がってからしばらくすると、爪と指のあいだから皮膚が膜状にむけて、はがれ落ちるという特徴があります。

BCG接種痕の発赤も特徴的

BCG接種痕が赤くなる「発赤」が現れたり、かさぶたのように変化することがあります。接種から6ヵ月以内の子は比較的起こりやすく、2～3年以上たっていると起こりにくくなります。

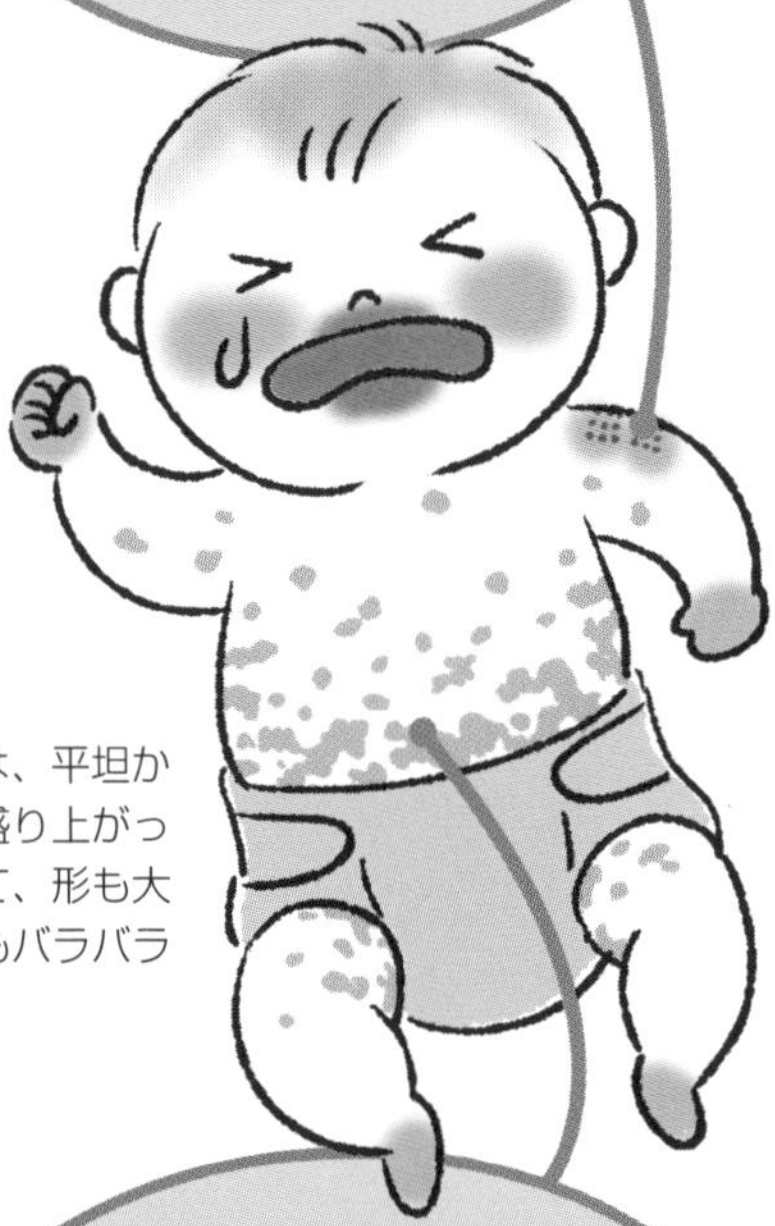

発疹は、平坦かやや盛り上がっていて、形も大きさもバラバラ

おへその周りや会陰部から現れやすい

多くは、おへその周りや股（会陰《えいん》部《ぶ》）からうっすらと出現します。発疹がはっきりと現れない子や、数時間で消える子もいます。おむつを替えるときに気づくことが多いので、よく観察することが大切です。

手足の赤みや腫れはすぐに消えやすい

川崎病を発見した医師(→P28)が「てかてか」「ぱんぱん」と表現したように、光沢が出るほど腫れます。発症から５日以内に現れ、２～３日で消えることがあります。腫れが目立たず赤くなるだけという場合もあります。

手首、足首から先が赤く硬く腫れる

腫れる場所は手首や足首から先です。むくみと違って、指で押しても跡はつきません。腫れがひどいと、手のひらをグーにすることができません。痛みを感じる子もいます。

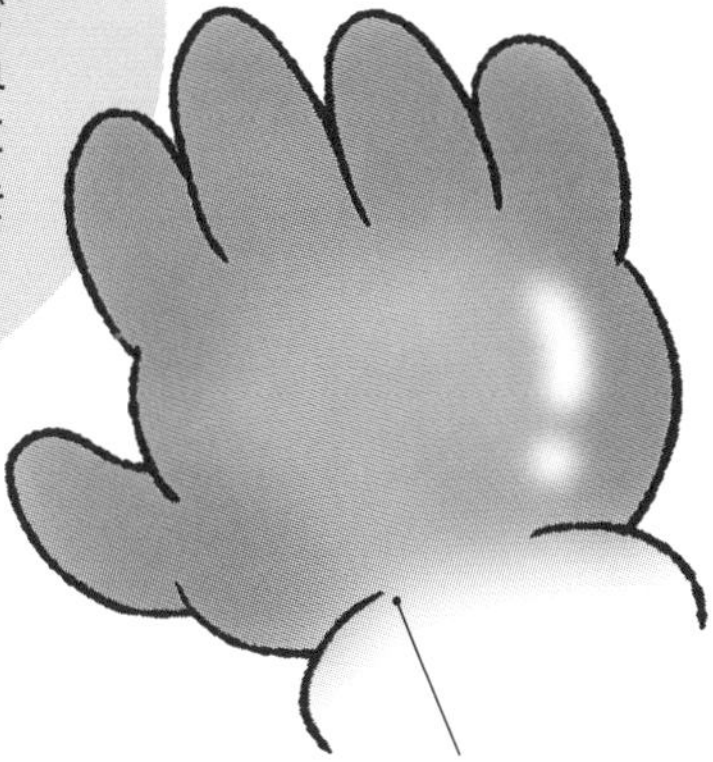
腫れた部分と
正常な部分の境界線が
わかることも

10~15
日目ごろ

熱が下がったら爪と指の隙間から膜状に皮がむける

爪と指のあいだの皮膚にしわや亀裂が入り、乾燥した皮膚が膜のようにむけてはがれ落ちます。この症状は、川崎病に特有です。皮がむけても、痛みはありません。

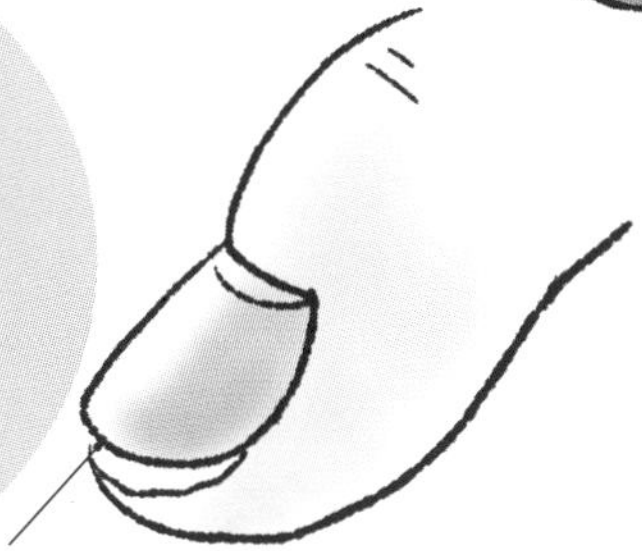

年長児の場合、手袋や靴下を脱ぐように皮がむけることもある

腫れて痛いので、腫れていない側に首を傾けたまま、すごす子もいる

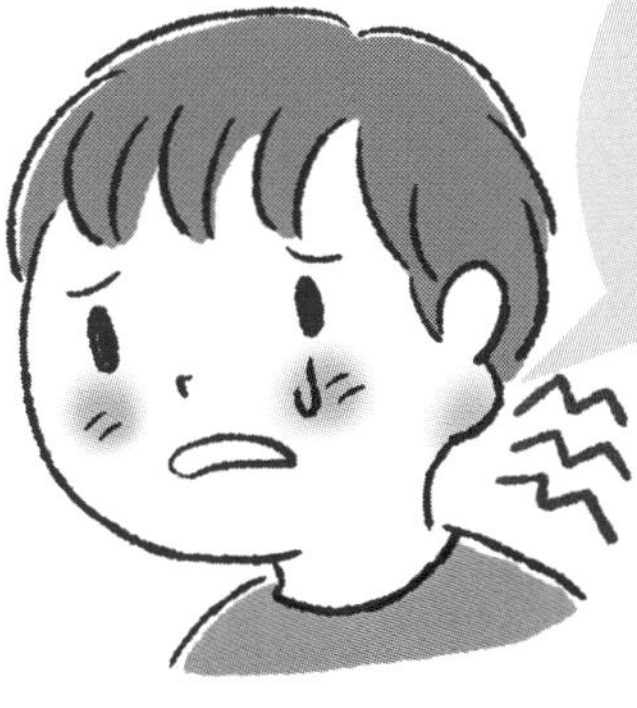

耳のうしろくらいが大人の親指大に腫れる

腫れの大きさは1.5cmから数cm程度。おわんを伏せたような形で腫れるのが典型的です。年長児ではおたふくかぜ（流行性耳《じ》下《か》腺炎《せんえん》）とまちがわれることがあります。

耳のうしろから首にかけて腫れて痛む

耳のうしろの少し下にあるリンパ節が腫れます。通常は片側だけに起こり、痛みがあります。冷やすと痛みが少し楽になりますが、保冷剤は強く押しつけず軽くふれるようにしましょう。

そのほかの症状

内臓に炎症が及び、腹痛を起こすことも

主要な症状以外にも、腹痛や嘔吐《おうと》、咳や鼻水、けいれんなどが起こる場合があります。川崎病と気づくのを遅らせるおそれがある一方、速やかな対応が必要なものもあります。

緊急の治療が必要になる症状

急激に血圧が低下したり、血液中の成分が減ったりして、血液がうまく巡らなくなることがあります。「川崎病ショック症候群」といいます。日本人ではまれですが、起こるとしたら発症後７日目くらいに、年長児に多い傾向があります。集中治療室などでの治療が必要です。

▼この症状があったら急いで連絡

- ぐったりして意識がもうろうとしている
- 顔が蒼白になる
- けいれんが５分以上続く　　　　など

心筋炎《しんきんえん》による急性心不全や、脳症が心配されます。入院中であれば看護師などに知らせ、自宅であれば救急車を呼ぶなどして急いで受診しましょう。

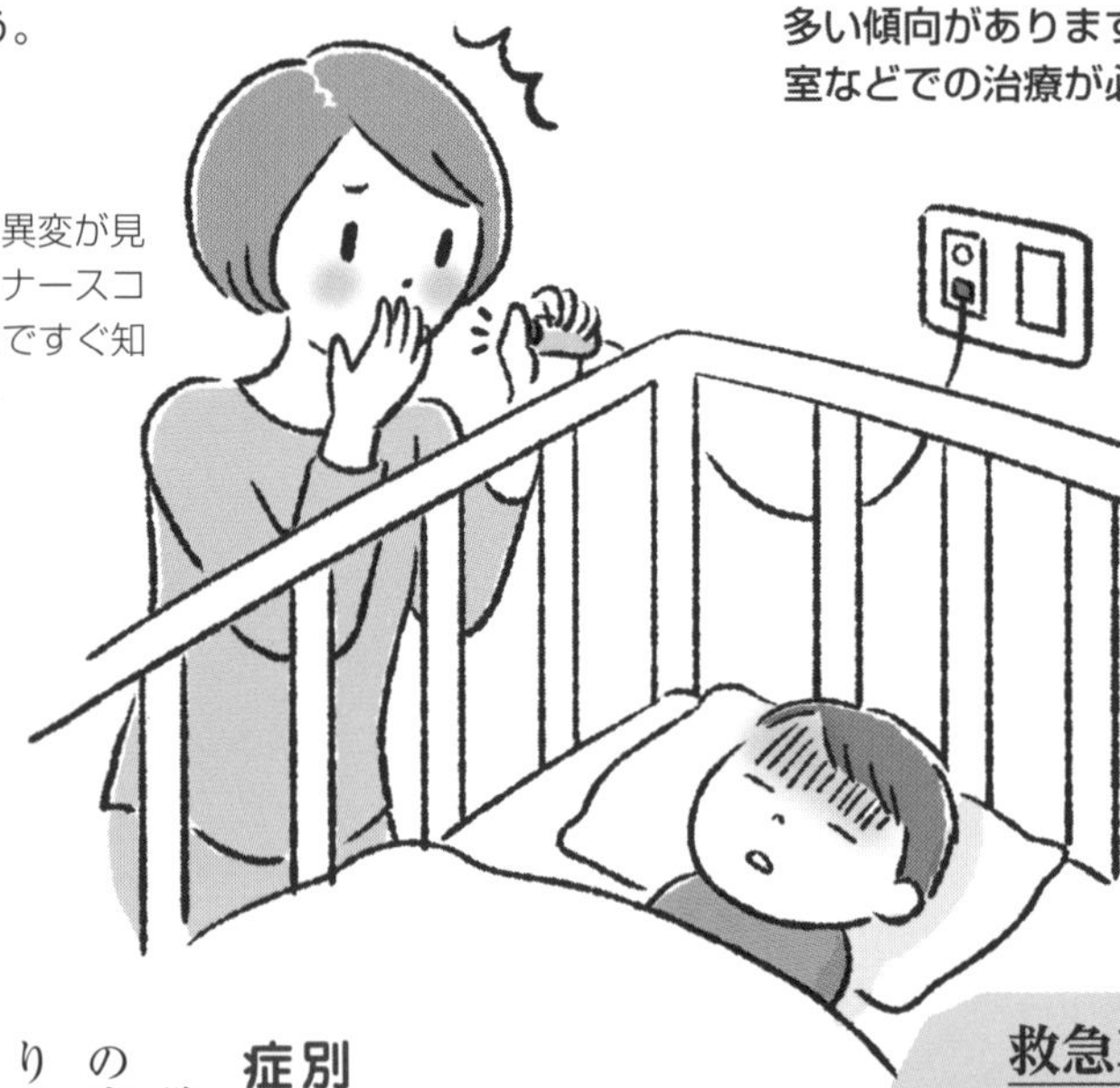

入院中に異変が見られたらナースコールなどですぐ知らせよう

救急車を呼ぶか迷ったら

- 月曜～金曜昼間はかかりつけ医、または「＃7119[＊1＊2]」へ電話
- 月曜～金曜夜間や土日、祝日なら「＃8000[＊2]」か「＃7119」へ電話

もし自宅で危険な症状が現れ、救急車を呼ぶか迷ったら、上記に連絡し症状を伝えて相談しましょう。

別の病気とまちがいやすい症状が同時に起こることも

腹痛や嘔吐、下痢《げり》などのおなかの症状をうったえる子も少なくありません。軽いものを含めると、おなかの症状を伴う子は、約三分の二いるといわれています。

＊1　実施していない自治体や地域もある
＊2　電話の受付時間は自治体により異なる

川崎病と同時に起こることがある症状

全身の血管が炎症を起こすため、ほかの臓器にも影響が及ぶことがあります。おなかの症状や、呼吸器の症状、けいれん、関節痛などが起こると、川崎病か別の病気かを見分けるために検査などが必要になります。

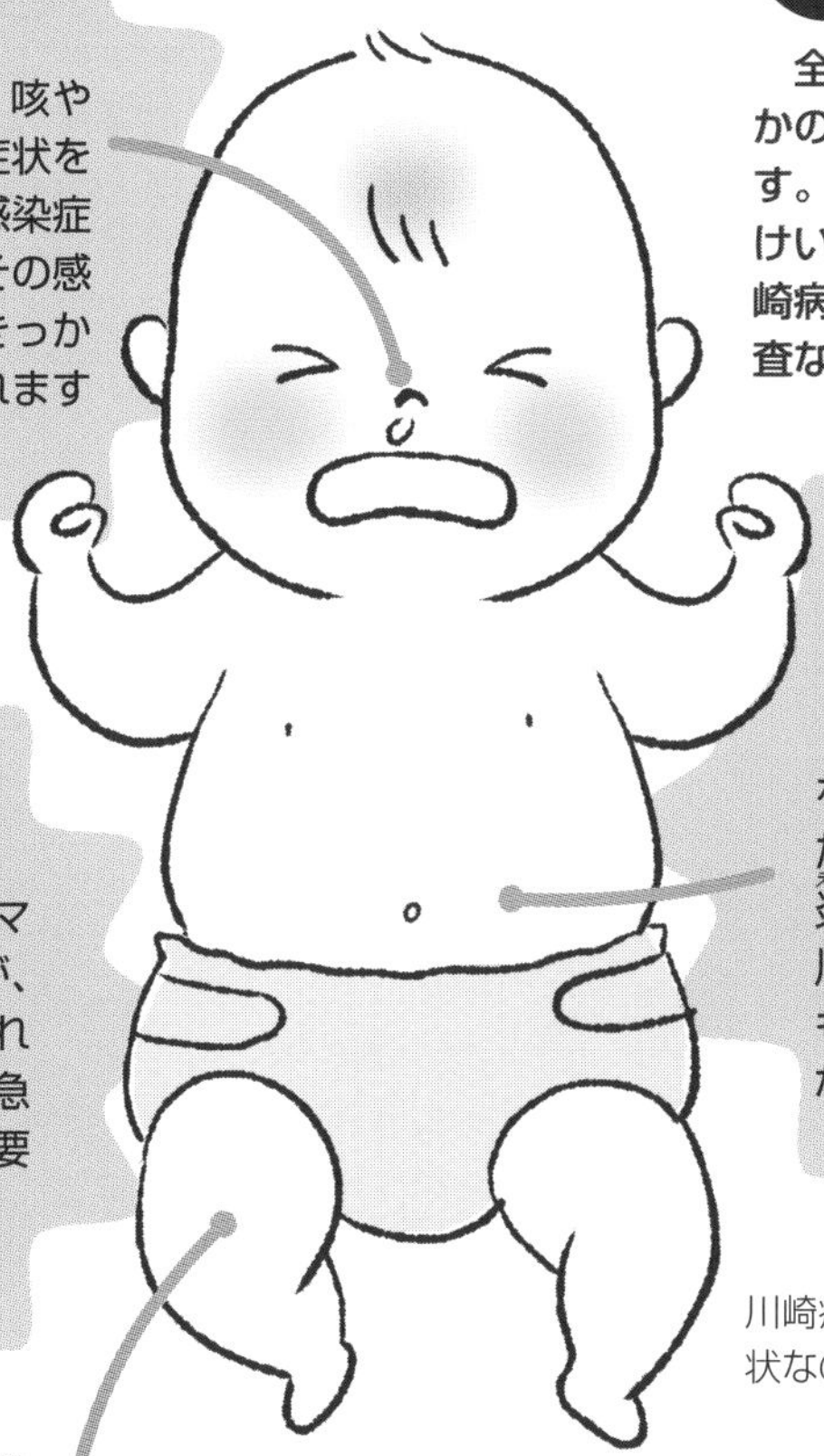

川崎病でもほかの病気でも起こる症状なので、医師の診察や検査が必要

咳、鼻水

川崎病の約3割が、咳や鼻水といった呼吸器症状を伴います。呼吸器の感染症を合併しているか、その感染症が川崎病発症のきっかけとなったと考えられます（→P24）。

腹痛、嘔吐、下痢

内臓の血管やリンパ節が炎症を起こし、腸が腫れたり詰まったり（腸閉塞《ちょうへいそく》）します。胆《たん》のう炎《えん》を合併することもあります。川崎病の炎症が治まればこれらも治ることが多く、手術は必要ないとされています。

けいれん、マヒ

まれに、けいれんや顔面マヒ、体のマヒが起こりますが、多くは軽いものです。けいれんが5分以上続く場合は緊急事態で、すぐに受診する必要があります。

関節痛

関節の痛みや腫れは、治療が確立された最近は減少しています。年長児に多い傾向があり、発症から10日目までは指などの小さな関節、それ以降は股関節など大きな関節で起こりやすいといわれます。

症状が起こる時期はさまざまで、まれに最初の症状として激しい腹痛が起こることもあります。腹痛に気をとられてほかの症状に気づかず、川崎病の発見が遅れるおそれがあります。

また、咳や鼻水、けいれんなどを併う場合があります。

炎症が重い場合は、心筋炎を起こしたり、日本人にはまれですが「川崎病ショック症候群」を起こしたりする子もいます。

原因

原因は不明だが、だれかにうつす心配はない

川崎病の原因解明には、国内外の多くの研究者が取り組んできました。細菌やウイルス、カビ、薬などさまざまなものが仮説を立てて議論されていますが、いまだに解明されていません。

複数の要因がかかわっている?

川崎病がどのように発症するのかは、まだ解明されていません。原因は1つではなく、遺伝や環境を背景にして、何らかの感染が引き金となり、免疫システムが暴走した結果、血管の炎症が起こるのではないかと考えられています。

きっかけとして考えられる要因

感染?

突然の発熱や、秋〜冬に発症が多いことから、細菌やウイルスなどの感染が、川崎病発症のきっかけになるのではないかと考えられています。

遺伝?

日本などの東アジア系の人に川崎病が多いことや、親子・きょうだいでの発症がやや多いことから、発症しやすい遺伝的要因があると考えられます。

環境?

カビや薬、花粉、黄砂《こうさ》などが関係するという説があります。カビの仲間であるカンジタは、血管炎を起こすという報告があります。

きょうだいで同時期に発症することもある

きょうだいで同時に、あるいは10日以内に発症することもあります。感染症が引き金となって発症するため、と考えられています。あくまでも感染症は引き金であり、きょうだい間で川崎病がうつったわけではありません。

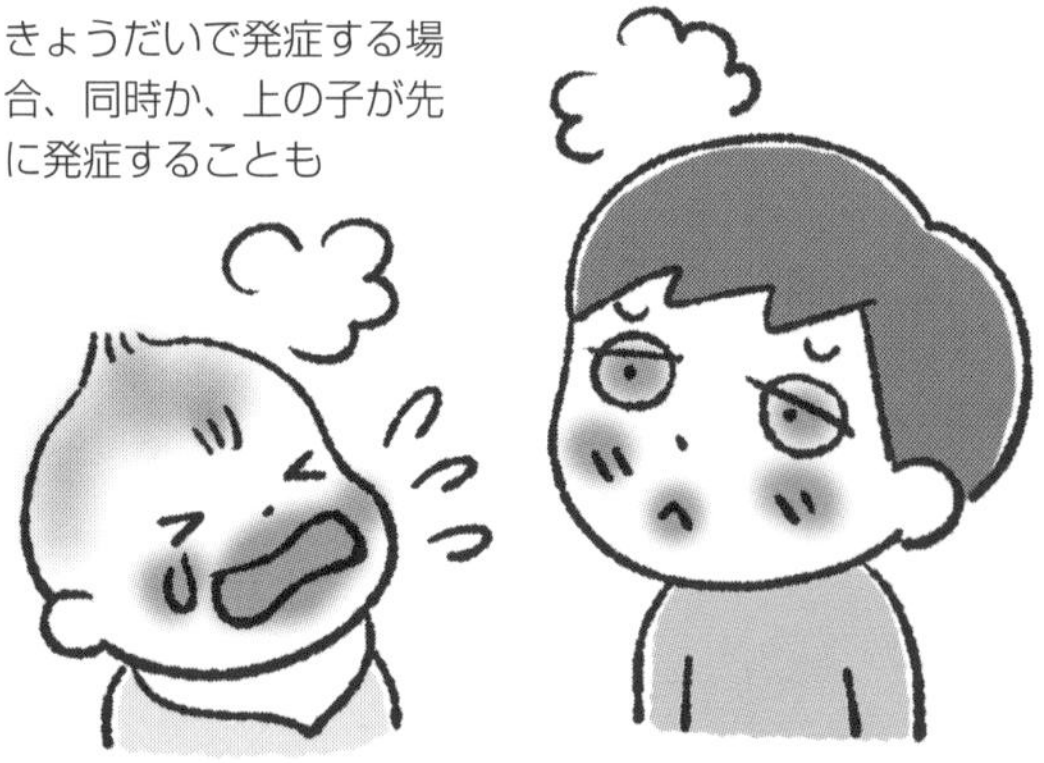

きょうだいで発症する場合、同時か、上の子が先に発症することも

何らかのきっかけで免疫が暴走している

免疫とは、体に侵入してくる異物を見つけ、白血球などの免疫細胞が攻撃して体の外へ排除しようとする働きです。炎症は、この過程で起こる反応です。

川崎病では血管の炎症が起こりますが、これは免疫システムが暴走したためと考えられています。

なぜ、免疫が暴走するのかはわかっていません。川崎病になりやすい遺伝的な要因や、環境的な要因とともに、何らかの感染をきっかけにして免疫が暴走するのではないかといわれています。

発症のきっかけとして、感染症が疑われていますが、川崎病自体はだれかにうつしたり、うつされたりすることはありません。

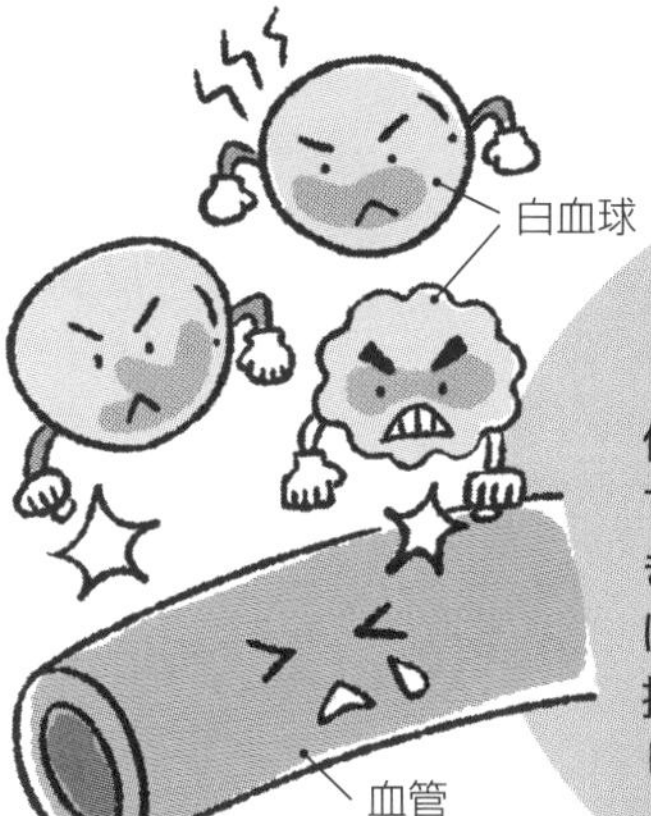

本来外敵を排除するはずの白血球が、血管を攻撃してしまう

免疫システム暴走

免疫は、病気を起こす病原体などに抵抗するしくみです。粘膜で病原体の侵入を防ぎ、侵入した病原体に対しては、白血球などの免疫細胞が排除しようとします。免疫のしくみが暴走すると、炎症などを起こし症状が現れます。

川崎病発症

感染などをきっかけに免疫システムが暴走し、血管が攻撃され、炎症を起こします。その結果、発熱や目の充血、発疹など、全身にさまざまな症状が現れます。

Column

発症はだれのせいでもない

子どもが川崎病にかかったとき、「どうして、うちの子が？」「何がいけなかったのだろう」と、悔やみ、自分自身を責める保護者も少なくありません。

川崎病は原因が不明で、予防の方法もわかっていません。発症は保護者の責任ではないのです。むしろ、子どもの異変に気づき、治療につなげられたことに自信をもちましょう。

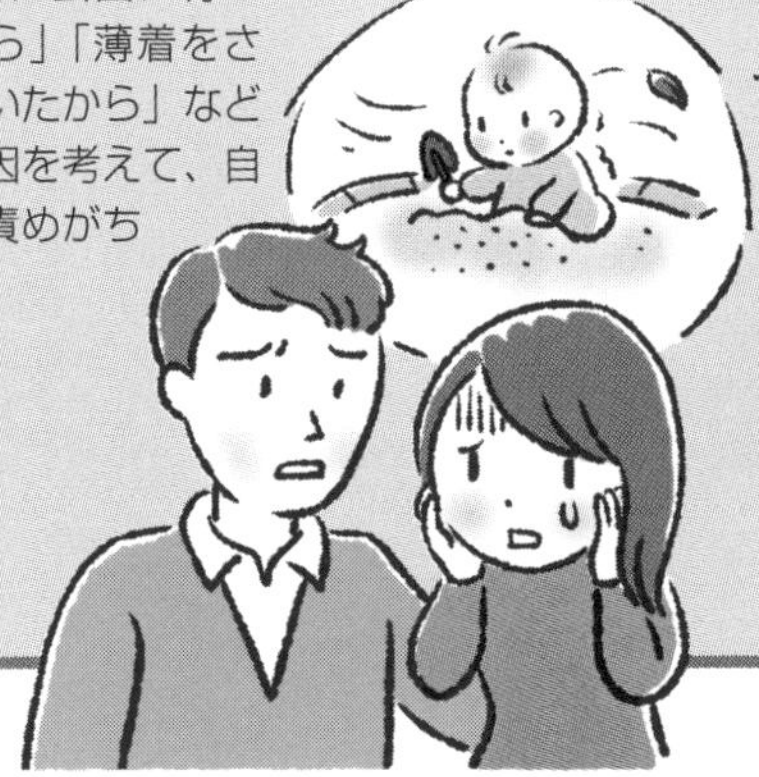

「前日に公園に行ったから」「薄着をさせていたから」などと原因を考えて、自分を責めがち

似ている病気

感染症や免疫の病気とは症状や検査で区別

感染症などの病気のなかには、川崎病と似た症状を起こすものがたくさんあります。小児科医は、症状の細かい点に注目したり検査したりすることで、川崎病か別の病気かを見分けています。

感染症

感染症は、細菌やウイルスなどが起こす病気で、感染した部位に症状が現れます。感染症のなかには、発熱や発疹、目の充血など、川崎病の症状とよく似た症状を起こすものがあります。

発疹や目・口の症状がよく似ている主な病気

川崎病と症状が似た病気は多くありますが、症状が5つ以上現れるのは川崎病ならではです。小児科医が診断するときは、症状の現れ方に注意して、川崎病かどうかを見分けていきます。

細菌によるもの

- 溶連菌《ようれんきん》
  （咽頭炎、扁桃炎《へんとうえん》、猩紅熱《しょうこうねつ》など）
- エルシニア
  （胃腸炎など）

溶連菌感染症は発熱、イチゴ舌、発疹が現れますが、扁桃腺の膿や口の中の白い苔などの違いがあります。エルシニア感染症は川崎病とよく似ていて、下痢などの症状を伴います。

ウイルスによるもの

- アデノウイルス
  （咽頭結膜熱《いんとうけつまくねつ》、流行性角結膜炎《かくけつまくえん》など）
- エンテロウイルス
  （ヘルパンギーナ、手足口病《てあしくちびょう》など）

アデノウイルスに感染すると発熱と目の充血のほか、目ヤニなどもみられます。エンテロウイルスは発熱と水疱を伴う発疹が起こります。目ヤニや水疱は、川崎病ではほとんどみられません。

感染症は迅速検査で区別する

のどなど症状が現れている部分から検体を採取し、病原体の有無を確認します。検査は短時間ですみ、子どもがかかりやすい主な病原体を見分けることができます。

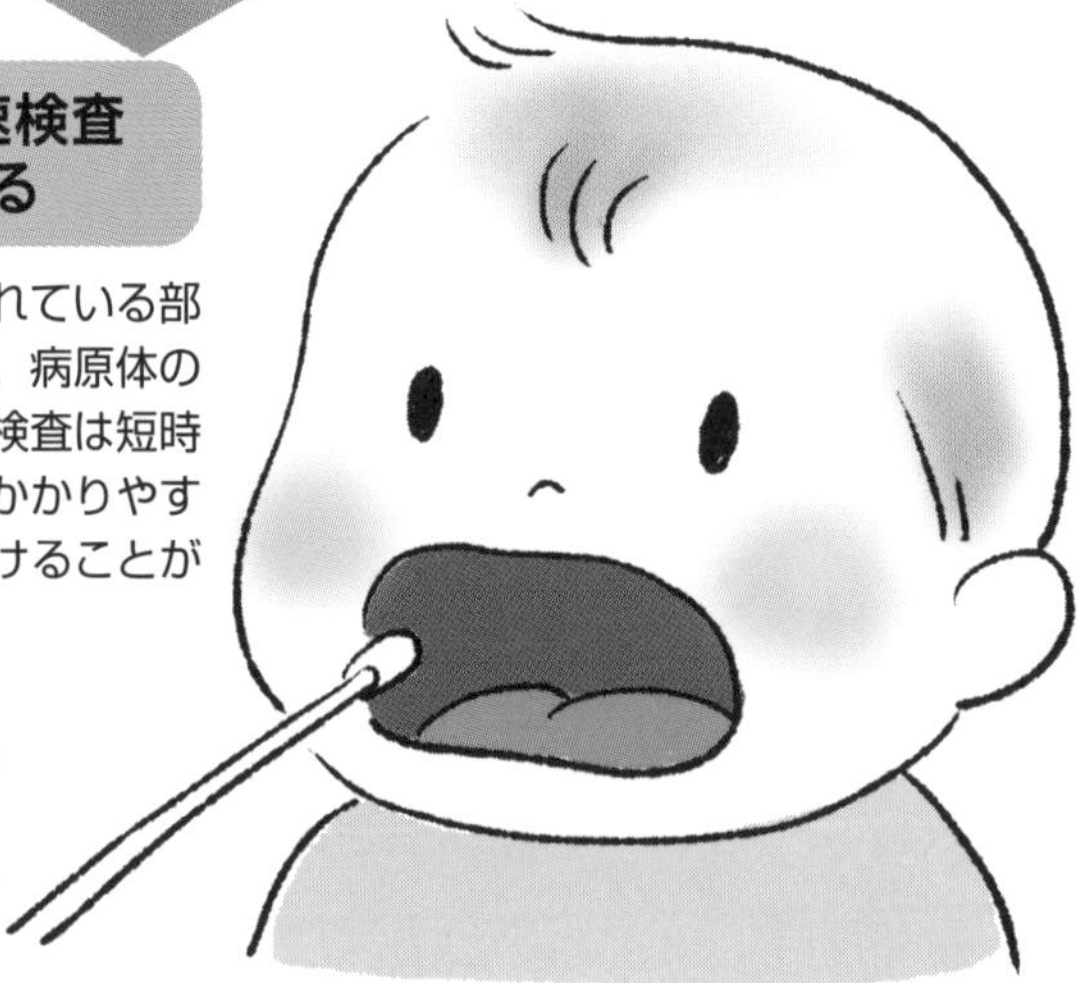

のどなどをめん棒でこすり、原因となる細菌やウイルスを調べる

川崎病は症状から診断されるため、似ている病気を除外

川崎病はまだ原因が解明されていないため、病気を特定する検査もありません。症状から診断するしかないので、症状が似ている別の病気を一つひとつ除外する必要があります。

川崎病と症状が似ている病気は多く、感染症ではアデノウイルスや溶連菌といった、子どもが日常的に感染する病原体があります。川崎病と同じ自己免疫疾患のなかにも、若年性特発性関節炎といった全身の炎症を起こす病気があります。

小児科医は、細かな症状の違いを見分けて原因を絞り込み、検査をすることで、これらの病気と川崎病を区別しています。

免疫の病気

自己免疫疾患《じこめんえきしっかん》は、免疫細胞が自分自身を攻撃してしまう病気です。なかには、川崎病と同じように血管の炎症を起こすものがあります。

自己免疫によるもの

- 若年性特発性関節炎
- 高安《たかやす》動脈炎

川崎病と症状が似ていて、発熱から始まりますが、熱が1日のなかで上下し、平熱まで下がることがあります。川崎病との違いは、リンパ節の腫れが全身でみられることです。

薬によるもの

- アレルギー

薬が主な原因で起こるスティーブンス・ジョンソン症候群の症状は、川崎病と非常によく似ています。目ヤニと水疱を伴う発疹や粘膜の病変が現れますが、川崎病ではみられません。

免疫の病気は問診や血液検査で区別する

小児科医は症状で見分けるので、薬の服用歴や熱の上がり方・変化に注目します。また血液検査では川崎病と異なる数値の変化があることで見分けています。

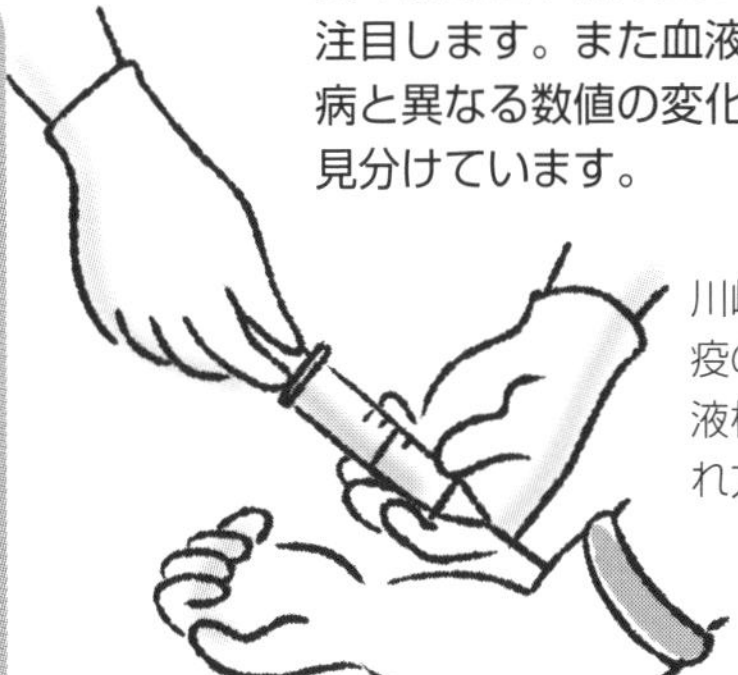

川崎病とほかの免疫の病気では、血液検査の数値の現れ方が違う

新型コロナウイルスと川崎病はあまり関係ないことがわかった

欧米では、新型コロナウイルスに感染した子が川崎病に似た症状を示したと報告され、新型コロナウイルス感染症と川崎病の関連が注目されました。しかし、日本ではそうした例は少なく、川崎病の子がコロナにかかりやすいという報告もありません。むしろ、感染症の予防行動で、2020年の川崎病の患者数は例年より減少していました。

Column

「川崎病」の名前の由来は発見した医師の名

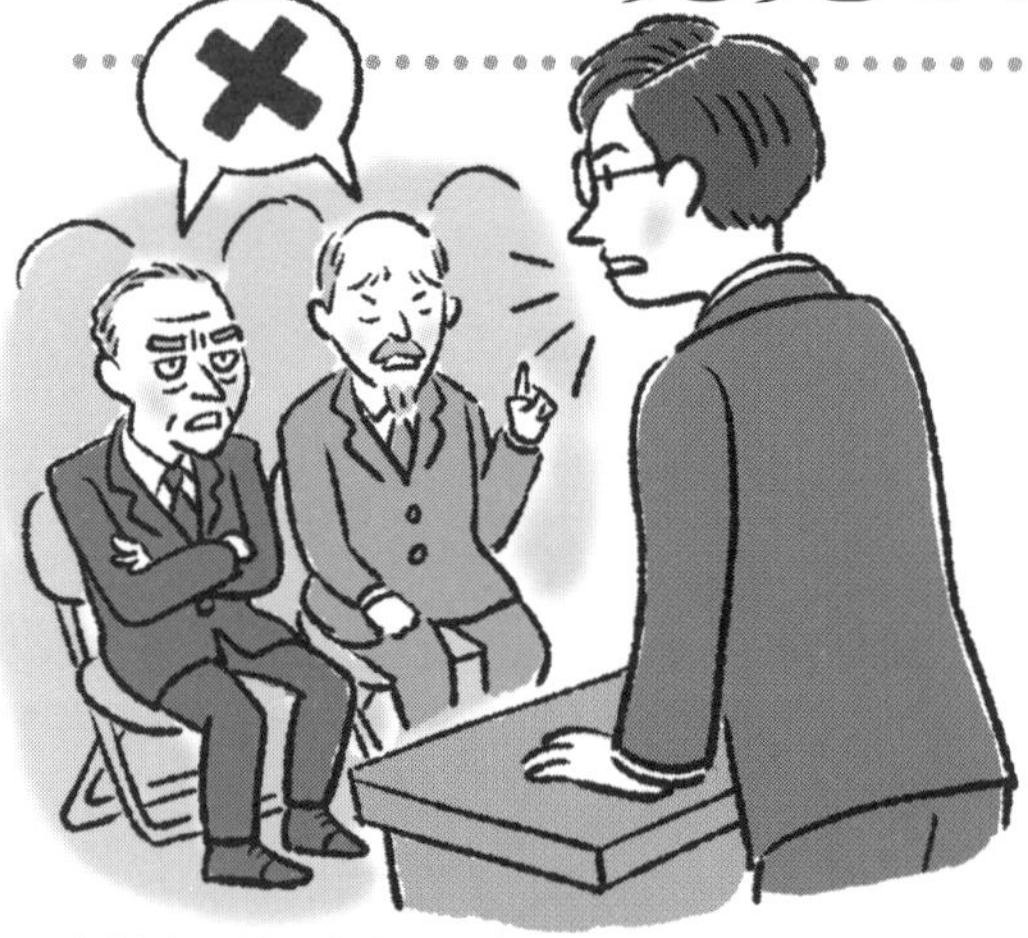

川崎病の発見当時、川崎先生はまだ若手だったので、学会のほかの先生に「川崎病は新しい病気だ」となかなか認めてもらえなかった

世界中で「川崎病」の名前で呼ばれている

「川崎病」という名前は、地名ではなく、この病気を発見した医師の名前からつけられました。

川崎富作《かわさきとみさく》医師（一九二五〜二〇二〇）が、この病気を発見したのは一九六一年。その後、同様の患者さんの症例をまとめて学会に発表しました*が、当時は学会に受け入れられず、悔しさに涙したといいます。

しかし、アメリカでも同様の症例が発見されたことで、日本でも「川崎病」という呼び名で認められるようになりました。現在では、川崎病の名は世界中で知られています。

医師たちの努力で「死の病」が治る病気に

一九七〇年に川崎病の子どもが突然死する例が一〇例報告されました。発熱と発疹などで、比較的安全な病気と考えられていただけに衝撃的で、「死の病」と呼ばれるようになりました。

日本では二年ごとの全国調査を始め、現在も続いています。当初は、心臓の検査として心臓超音波検査が開発されたばかりで、画像が粗く、機器の精度は不十分でした。八〇年代になると、次第に検査機器が発達し、突然死をもたらす心臓の後遺症をいかに減らすか、世界中で研究が始まります。

九〇年代に現在の標準的な治療である免疫グロブリン療法が確立しました。二〇〇三年には日本でも免疫グロブリン療法が保険適用されるようになりました。これにより、心臓の後遺症は〇・五パーセントまで減りました。かつて「死の病」といわれた川崎病は治る病気になったのです。

＊川崎富作「指趾の特異的落屑を伴う小児の急性熱性皮膚粘膜淋巴腺症候群：自験例50例の臨床的観察」『アレルギー』1967年

第2章

どうやって治す?
診断と急性期の治療

川崎病は、できるだけ早く診断を受け、
治療を始めなくてはいけません。治療には入院が必要なので、
かかりつけ医とは別の医療機関を受診することもあります。
治療方針を知り、見通しがつくと、安心できるでしょう。

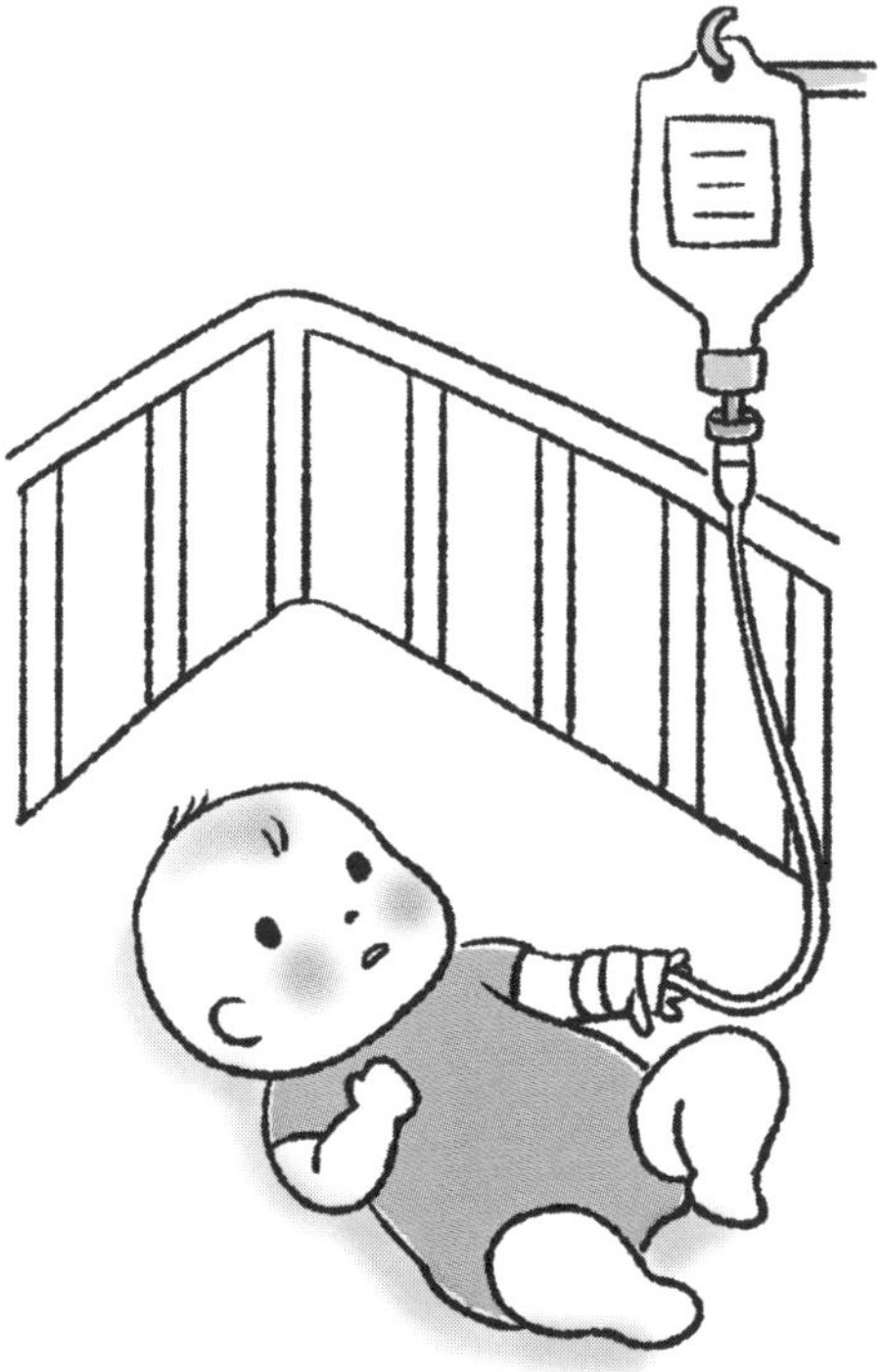

発症後一ヵ月間は急性期、その後は後遺症期

川崎病の病期は二つに分けられます。発症から一ヵ月間は「急性期」で、入院して炎症を抑えます。一ヵ月以降の「後遺症期」にコブが残るかどうかは、急性期の治療が大きくかかわっています。

急性期と後遺症期がある

発熱から始まり、さまざまな症状が起こる最初の1ヵ月を「急性期」といいます。それ以降の「後遺症期」は、後遺症を判定し、治療することが中心になります。後遺症がない場合でも「後遺症期」と呼びます。

川崎病の経過 ／ **発症** ／ **治療の流れ**

急性期

血管炎によって血管が傷つく時期

血管の炎症によって、発熱や発疹などさまざまな症状が全身に起こります。炎症がすすむと、心臓などの血管が傷つき、やがてコブのようにふくらんでいきます。

- かかりつけ医を受診
- 川崎病診断（→P32）
- 検査（→P34～37）
- 入院・治療（→P38）

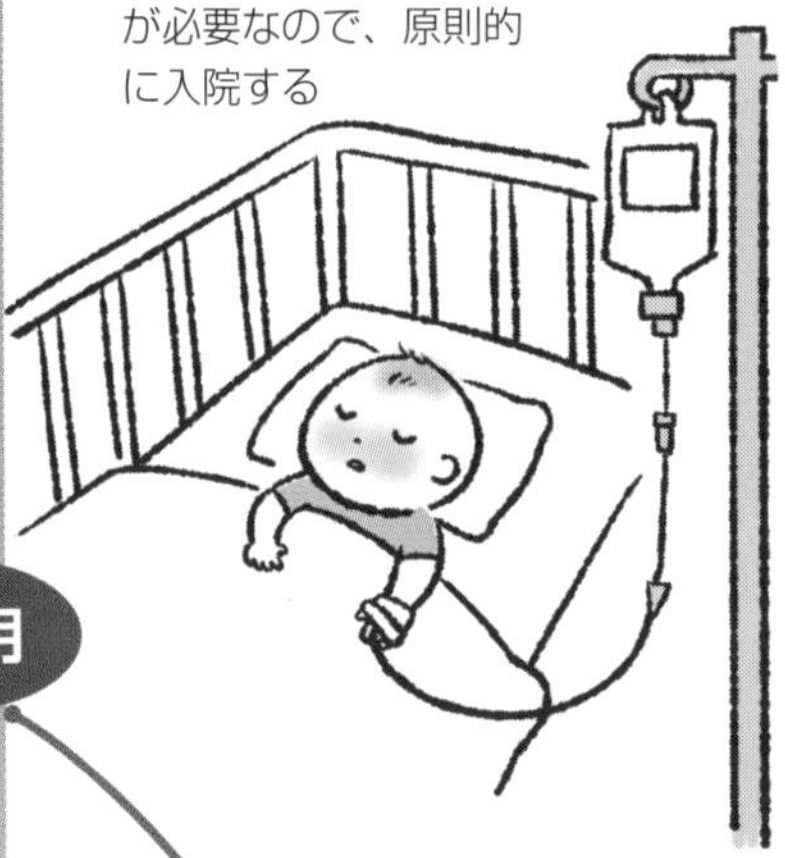

川崎病の治療は点滴薬が必要なので、原則的に入院する

1ヵ月

血管にコブが残るかどうかがわかる時期

炎症は完全に治まり、炎症で傷ついた血管の状態が判明します。今後、後遺症としてコブが残るかどうかがわかります。

後遺症期

コブの有無や大きさに合わせて治療する時期

血管の状態に合わせた治療をおこないます。コブができたら検診や治療を大人になっても続けますが、多くの場合はコブができず、元の生活に戻ります。後遺症期は基本的に一生続きます。

- 受診して後遺症を判定（→P56）
- 後遺症の重症度に合わせて検診・治療（→P58）

急性期は炎症で血管が傷ついていく時期

発症からの一ヵ月間を「急性期」といいます。この時期は、発熱から始まって、目の充血や唇・口の中の変化、手足の腫《は》れや赤み、体の発疹《ほっしん》、首の腫れといったさまざまな症状が現れます。急性期は血管の炎症が原因でこうした症状が起こり、血管が傷ついていきます。

症状に気づいたら、川崎病を疑い、すぐに診断・治療できる医療機関につながることが重要です。川崎病と診断されると、すぐに入院して、治療が開始されます。

発症から遅くても七日目には治療を開始し、炎症を抑えることができれば、「後遺症期」にコブが残ることを防げる確率が高くなります。

まずはかかりつけ医を受診

川崎病が疑われたら、まずはかかりつけの小児科を受診しましょう。小児科医であれば、症状から川崎病の可能性を見逃すことはありません。

- 発熱が３～４日続く
- 熱以外の症状が現れた　など

あまり様子をみすぎず、熱が続くときや目の充血、体の発疹などの症状が増えたときには、すぐに受診してください。

かかりつけ医を受診

↓

治療が受けられる医療機関を紹介される

かかりつけ医で診断や治療が受けられない場合は、川崎病を診療できる医療機関を紹介してくれます。多くは、その日のうちに受診するように言われます。

↓ その日のうちに

紹介先を受診

↓

川崎病と診断されたらそのまま入院

紹介先の医療機関で、診察や検査を受けます。川崎病と診断がつけば、そのまま入院して治療を開始します。

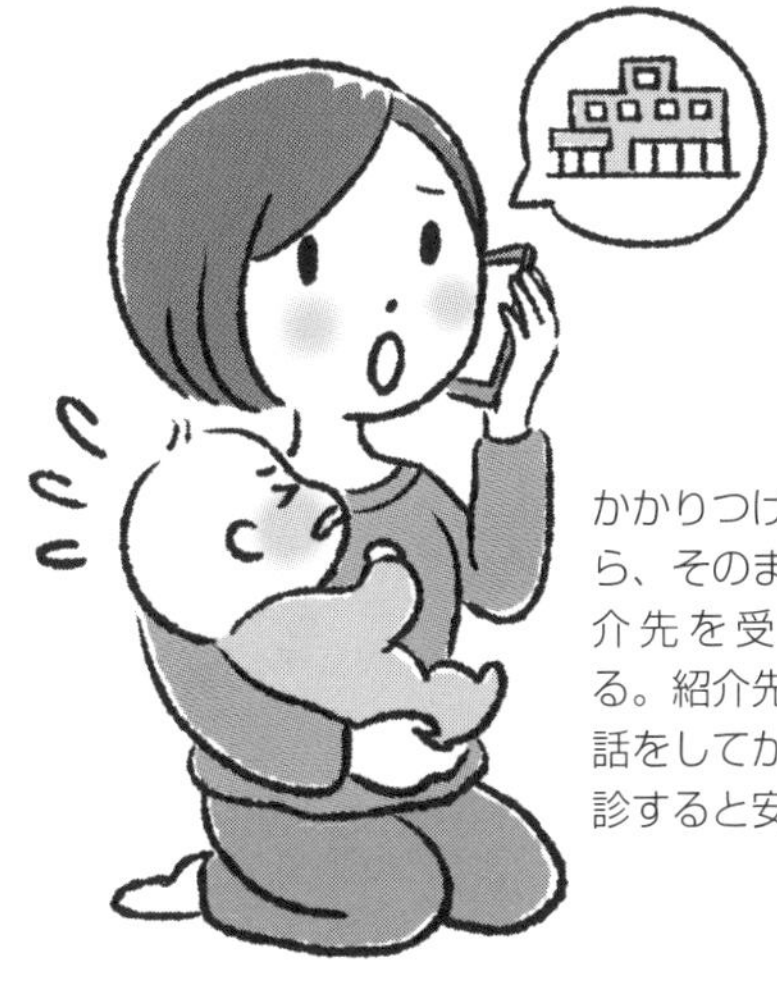

かかりつけ医から、そのまま紹介先を受診する。紹介先に電話をしてから受診すると安心

診断

症状が五つ以上で確定。少ないと不全型を疑う

川崎病の診断時、まず注目されるのが症状の数です。症状が五つ以上現れていれば、確定診断されます。症状の数が不足していても、不全型川崎病を疑い、検査で心臓の血管の変化や炎症の状態を確認します。

川崎病の診断の流れ

川崎病は主要な症状のうち、症状がいくつあるかによって診断されます。症状が5つ以上の場合は、川崎病が症状のみで診断されますが、4つ以下の場合では検査が必要です。

主要症状

1 **発熱**（→P18）
2 **目の充血**（→P19）
3 **口や唇の赤み**（→P19）
4 **発疹・発赤《ほっせき》**（→P20）
5 **手足の変化**（→P21）
6 **首の腫れ**（→P21）

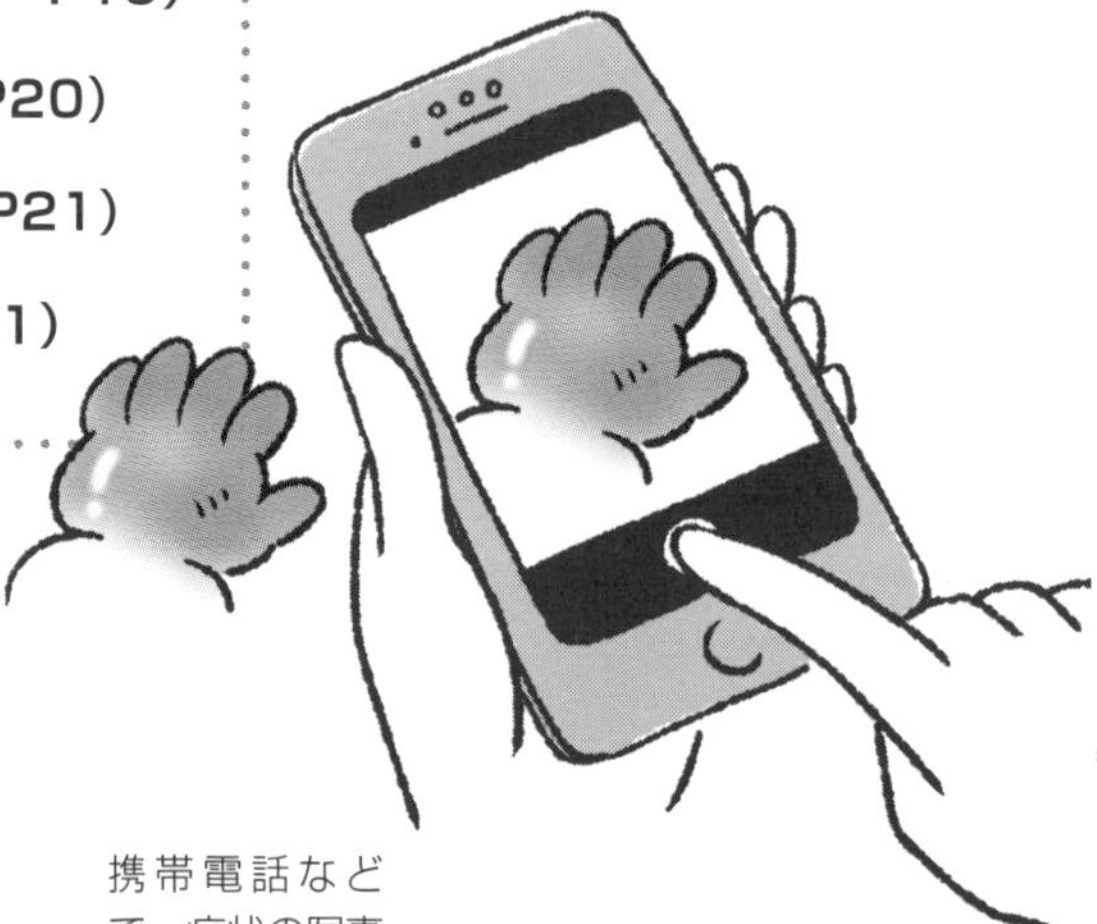

携帯電話などで、症状の写真を撮っておこう

川崎病かどうかは主に症状から診断される

川崎病は、日本川崎病学会の「川崎病診断の手引き」に基づいて診断されます。上記の主要な症状のうち五つ以上が現れていれば、症状だけで川崎病と診断されます。症状が四つ以下のときは、「不全型」を疑い、心臓の画像検査をします。その結果、冠動脈《かんどうみゃく》（→P35）に異変が見つかれば、不全型の川崎病と診断されます。

発疹や手の腫れ・赤みなどは、受診時には目立たなくなる子もいます。発熱後、それらの症状が現れたら、携帯電話などで写真を撮っておきましょう。元気なときの笑顔など、ふだんの口内が写った写真があれば、医師に見せると診断に役立ちます。

主要症状の数が

5つ以上 / **4つ** / **3つ**

症状が４つ以下なら画像検査

超音波検査で、冠動脈を調べます。川崎病では後遺症としてコブがみられます。その兆候として、冠動脈にふくらみがないか確認します。

冠動脈のふくらみが

ある / **ない** / **ある** / **ない**

川崎病

主要症状のうち５つ以上が現れるか、４つの症状と心臓の冠動脈に変化がある場合は、川崎病と診断されます。

症状が３～４つで冠動脈の病変がなければ

●血液検査 （→P 36）

●尿検査 （→P 37）

症状が3～4つで冠動脈の病変がない場合、血液検査と尿検査を受けます。血液検査で、炎症の状態や免疫などの病気の可能性を確認します。尿検査で、感染症などの有無も確認します。

ほかの病気が否定できる

主要症状が2つ以下

検査で、ほかの病気ではないことを十分に確認したうえで、不全型川崎病の可能性を検討します。遅くとも発症から7日目までには診断し、必要に応じて治療を開始します。

不全型川崎病を疑う

不全型川崎病

主要症状が4つ以下でも、「不全型川崎病」と診断されます。不全型は必ずしも軽症ではなく、川崎病と同じ治療をおこないます。

画像検査

超音波検査で心臓の血管をみることが重要

超音波検査は、心臓の血管の変化をみるうえでとても重要な検査です。「心エコー」とも呼ばれ、診断時から始まり治療中、治療後に何度も受けます。痛みはなく、子どもにとってもほとんど負担のない検査です。

超音波検査は川崎病の基本

冠動脈は冠のように心臓を囲む血管で、川崎病の炎症の影響を受けやすい部位。冠動脈に変化があるかどうかは、川崎病の診断の重要な目安です。超音波検査では、冠動脈の状態を確認していきます。

検査の受け方

プローブという超音波を発する機器の先端にジェルを塗り、胸の皮膚の上をすべらせながら調べます。多くは仰向けの姿勢で受けますが、調べる冠動脈の部位によっては、横向きで受ける場合もあります。

痛みなどの危険はない

超音波検査は、皮膚の上から超音波を当てる検査です。痛みや出血、被ばくなどの心配はなく、何度でもくり返し受けることができます。

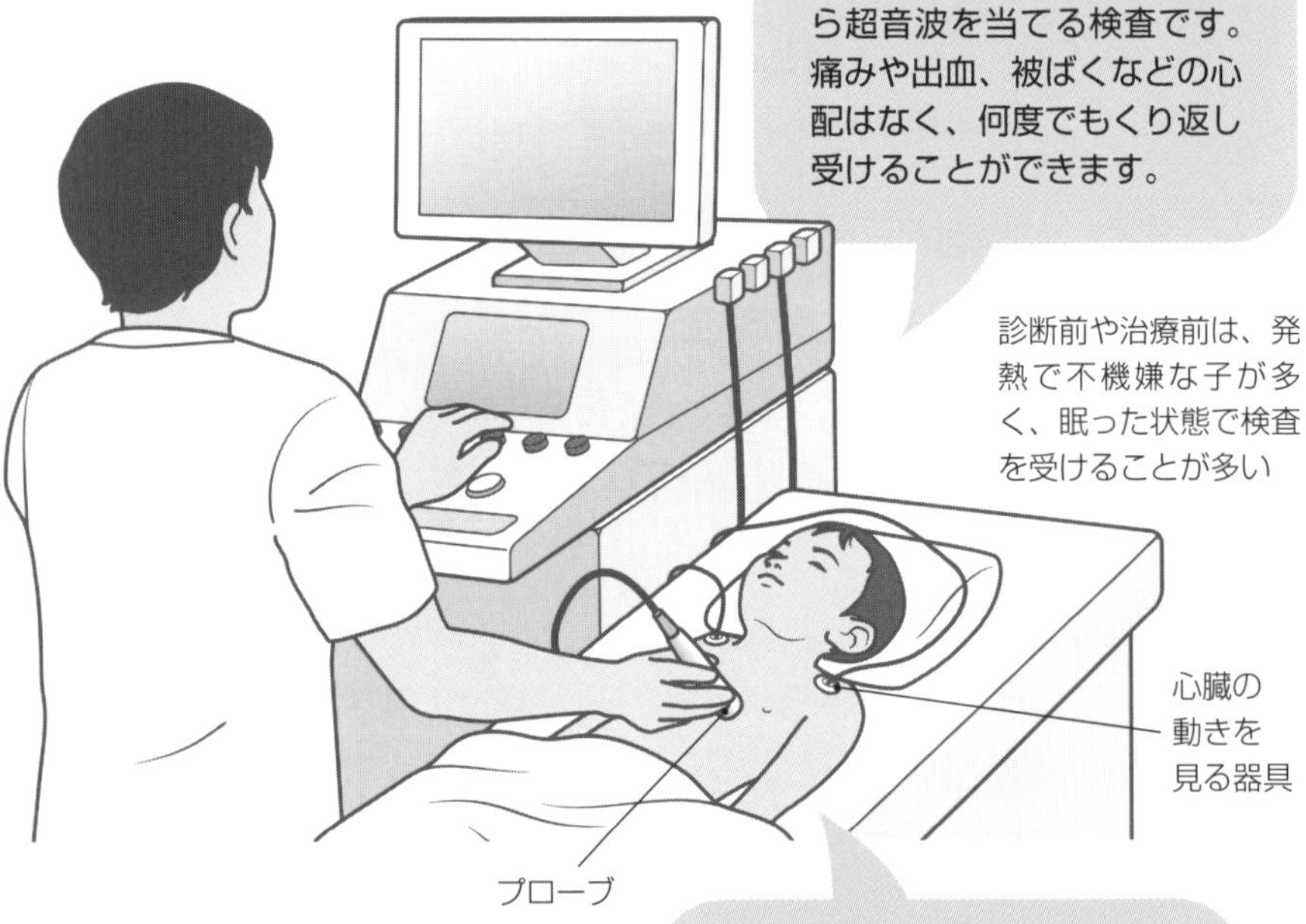

診断前や治療前は、発熱で不機嫌な子が多く、眠った状態で検査を受けることが多い
心臓の動きを見る器具
プローブ

検査時は動かないようにする

正確な画像を読み取るためには、検査中じっとしている必要があります。小さな子どもの場合は、眠くなる薬を用いることがあります。

年長児は検査について説明しておこう

大きくなると、事前に説明をしておけば、動かずに検査を受けられる子もいます。その場合は眠くなる薬をのまずに受けられるでしょう。

診断時だけでなく治療中や治療後も受ける

超音波検査は、心臓の血管の状態を調べることができる重要な検査です。川崎病かどうかを診断するときだけでなく、治療中に冠動脈の変化を確認したり、治療後の後遺症を調べたりするうえでも欠かせません。川崎病にかかった全員が、何度も受ける検査のひとつです。

冠動脈のコブ（冠動脈瘤）があるかどうかは、冠動脈の太さが目安になります。ただし、子どもは成長の途上なので、年齢や体格、性別によって正常な冠動脈の内径が異なります。その標準値と患者さんの実測値の差（Zスコア→P56）がどれだけあるかをみて、冠動脈の異常を正確に判断できるようになりました。

検査の結果

超音波検査の画像をもとに、冠動脈にコブがあるかどうか、コブがある場合はその大きさがわかります。血管の壁の光り方で、今後コブに変化していく血管の異変もわかります。

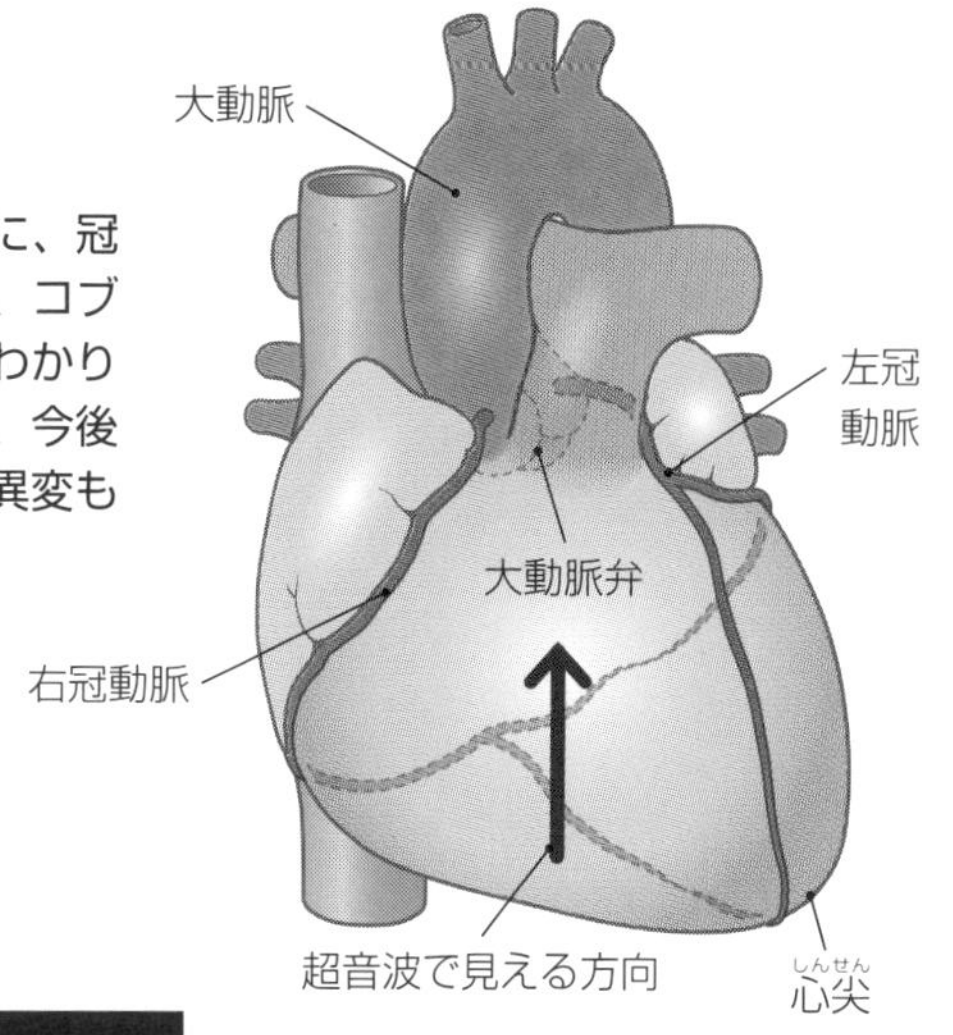

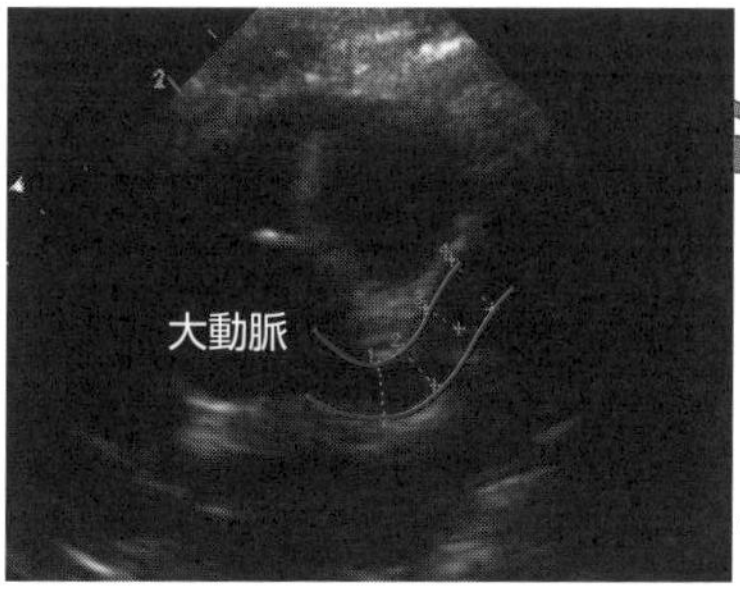

赤線は左冠動脈のつけ根。冠動脈が全体的に拡大していて、最も太い部分は5.2mm

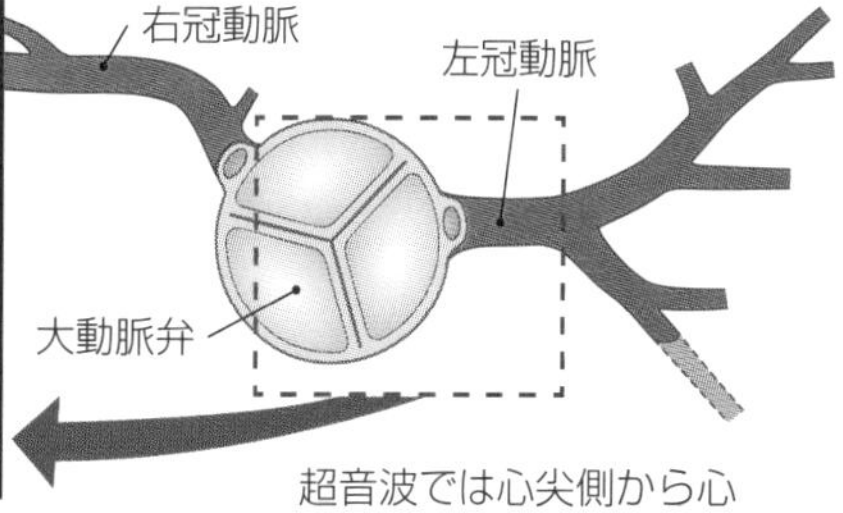

超音波では心尖側から心臓を見上げるように冠動脈を見る。写真では大動脈弁は写っていない

●冠動脈瘤《かんどうみゃくりゅう》の診断基準

Zスコアが＋2.5以上

↓

実測値では
5歳未満……3.0mm以上
5歳以上……4.0mm以上

↓

冠動脈瘤あり

冠動脈の太さは、年齢や体格ごとの標準値と、超音波検査で計測された実測値の差「Zスコア」で判断されます。左記の数値に当てはまる場合は、「冠動脈瘤あり」と診断されます。冠動脈瘤は、川崎病と診断される重要な基準のひとつです。後遺症期は、別の基準で評価します。

炎症の状態がわかり、不全型の診断に役立つ

川崎病には、病気を特定する検査はありません。しかし、血液や尿の検査で、炎症がどの程度かを知ることができます。不全型川崎病を診断するときや、病気の重症度を判断するときに参考になります。

血液検査は治療中何度も受ける

血液検査では、複数の項目から、炎症の状態を判断することができます。不全型川崎病の診断だけでなく、治療を検討するときにも必要になります。

治療に使う主な項目

- ナトリウム
- AST
- CRP（炎症状態を示す）
- 血小板数
- 白血球の比率

上記の項目から炎症の程度を判断することができます。これらは、治療の効き目を予測するのにも使われています（→P38）。

不全型の診断に使う主な項目

- AST、ALT（肝機能）
  ……上昇（50 IU/L以上）
- アルブミン（たんぱく）
  ……低下（3.0g/dL以下）
- ナトリウム（ミネラル）
  ……低下（136mEq/L未満）
- BNP（心筋にかかった負担を評価）
  ……上昇（18.4pg/mL以上）

AST、ALTは急性期の初めに数値が上昇するので、不全型の診断に役立ちます。アルブミン値やナトリウム値の低下も診断の目安になります。

疑問点だけでなく不安や困りごとも相談してよい

川崎病は発症から診断、治療開始までにスピードが必要です。検査も複数あり、保護者の気持ちが追いつかないことも多くあります。疑問や不安、困りごとがあれば、なんでも医師や看護師に相談して、情報を共有していきましょう。

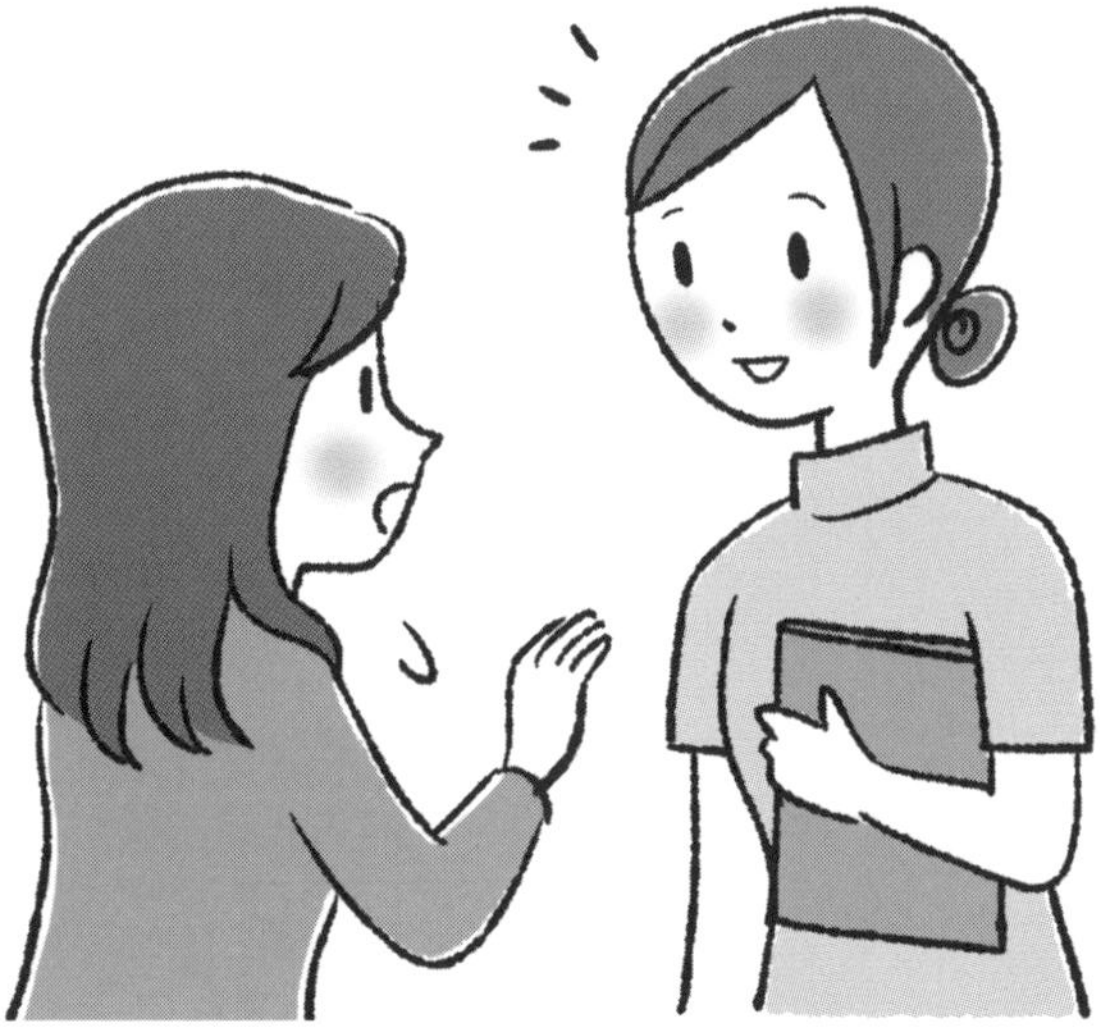

検査や治療について医師に聞きにくければ、看護師に聞いてみよう

尿検査は診断時に受ける

尿検査は、不全型の診断のときにおこないます。細菌が腎臓《じんぞう》などに入って起こる尿路感染症と区別することで、不全型を突き止めていきます。

川崎病の尿の主な特徴

- 尿中に白血球が増える
- 濃い黄色になる
- 細菌などがいない

川崎病は、尿中に白血球が増加する「膿尿《のうにょう》」がみられます。膿尿は尿路感染症でもみられますが、川崎病では細菌がいません（無菌性膿尿）。

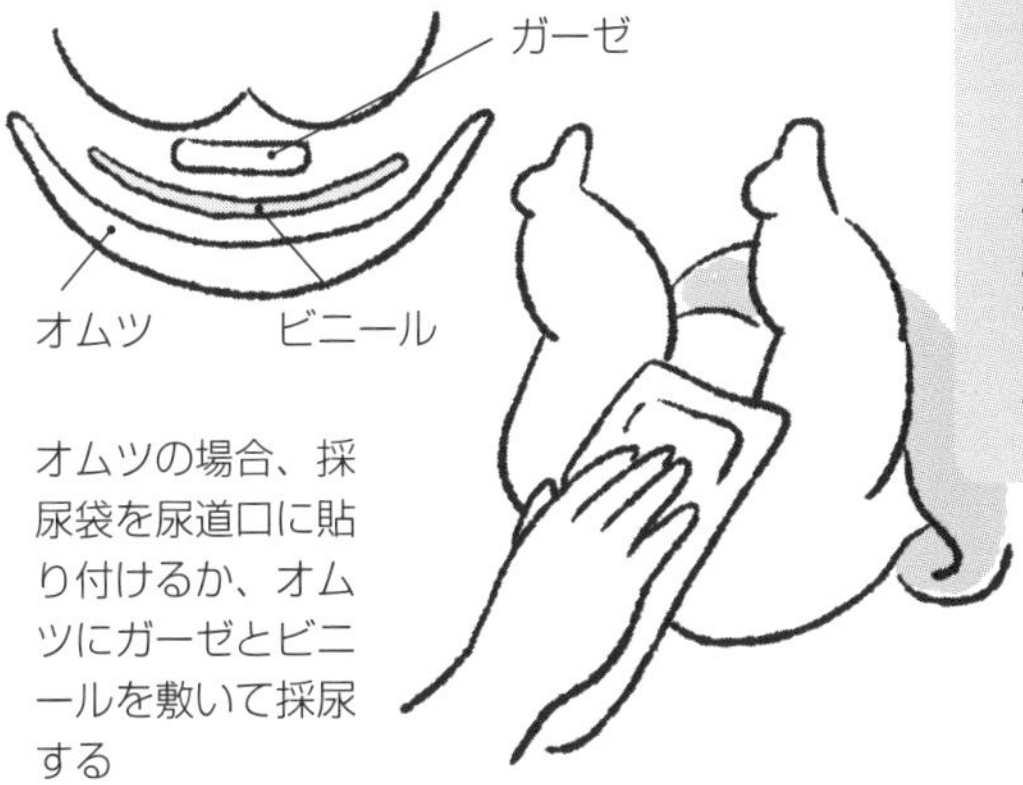

オムツの場合、採尿袋を尿道口に貼り付けるか、オムツにガーゼとビニールを敷いて採尿する

血液や尿の異常が川崎病の診断の参考になる

川崎病には、この数値がいくつ以上だから川崎病であるというような、病気を特定するための検査はありません。

しかし、川崎病になった子どもは、血液検査や尿検査の結果に共通する傾向があり、それが病気の診断の参考になります。

特に、血液検査では炎症の状態を知ることができます。ＡＳＴ値やＡＬＴ値が上昇したり、アルブミン値やナトリウム値の低下がみられる場合は、主要症状が四つ以下でも川崎病が疑われます。

血液検査の結果は、さらに、川崎病の治療の基本となる点滴薬の効き目を予測するときにも用いられています（→Ｐ38）。

Column

検査の前後は子どもを抱きしめてあげて

画像検査や血液検査、尿検査は診断時だけでなく、入院してからもたびたび受けます。なかでも血液検査は、少し痛みがあるので、怖がり泣く子も少なくありません。

子どもを見守る保護者も心が痛みますが、「痛くないよ」といったその場しのぎの言葉よりも、子どもを抱きしめ、励ましましょう。年長児には検査の説明をすることで、理解を示してくれるでしょう。

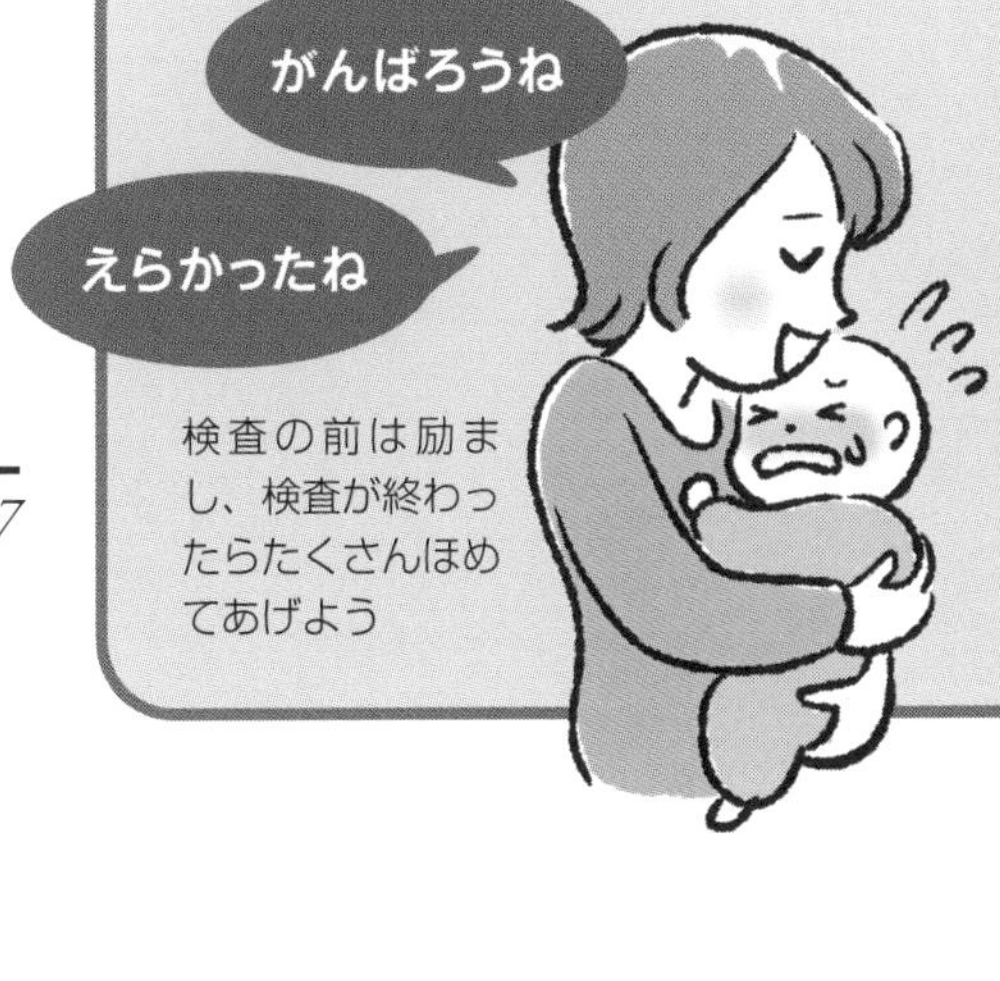

検査の前は励まし、検査が終わったらたくさんほめてあげよう

急性期の治療方針

できるだけ早く熱を下げ、血管のコブを防ぐ

急性期の治療の目標は、炎症を早く抑えて、心臓の血管にコブができないようにすることです。そのため、検査結果などから治療の効き目を予測し、初めからその子にとってより効果的な治療方法が選択されます。

検査結果から薬が決まる

治療方針は、血液検査の各項目や治療開始日、年齢による点数から判断されます。点数が高いと、炎症が強く、薬の種類を増やす必要があります。

項目			点数
治療開始日（診断日）		発症後４日目以前	2点
血液検査	ナトリウム	133mmol/L以下	2点
	AST	100 IU/L以上	2点
	好中球比率	80%以上	2点
	CRP	10mg/dL以上	1点
	血小板数	30万/mm^{3}以下	1点
年齢		12ヵ月以下	1点

（日本川崎病学会編『川崎病診断の手引きガイドブック 2020』診断と治療社、2020年）

予測スコア

左記は日本国内でよく使われるもののひとつ。診断日や血液検査の値、年齢にそれぞれ点数があり、当てはまる項目の点数を合計します。合計点数から薬の効き目が予測できるので「予測スコア」と呼ばれます。

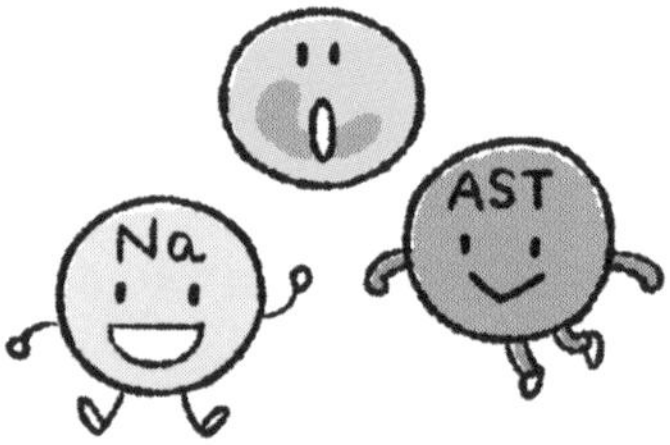

血液の成分は、炎症の強さによって変動する

当てはまる項目の点数を合計すると

5点未満

基本の薬

炎症の程度は標準と判断されるため、まずは基本の薬による「標準治療」をおこないます。

5点以上

基本の薬 ＋ 併用の薬

炎症が強いため、基本の薬だけでは効果が低いと予想されます。最初から薬の種類を増やすことで、より早く炎症を抑えます。

基本の薬だけで下がらなければ薬を併用・追加

多くの場合は、基本の薬だけ、もしくは基本の薬と併用の薬で炎症を抑えることできます。しかし、薬が効きにくく、発熱や微熱が続いたり高熱が再び出たりする場合は、追加の薬で10日目までの解熱を目指します。

体温の変化（イメージ）

基本の薬を使うと速やかに平熱になります。下記のように発熱が続くときは、追加の薬を使います。

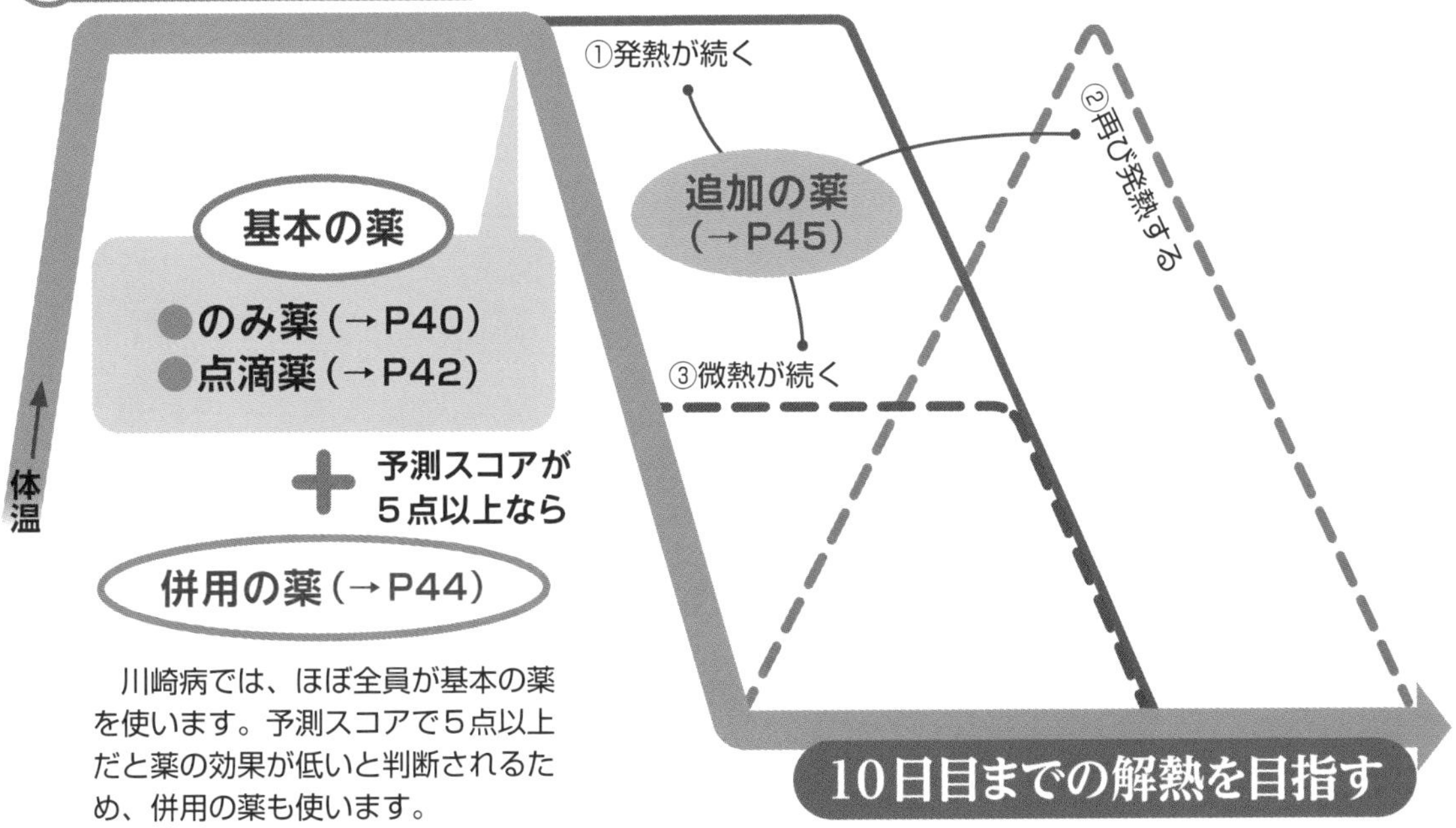

川崎病では、ほぼ全員が基本の薬を使います。予測スコアで５点以上だと薬の効果が低いと判断されるため、併用の薬も使います。

一〇日目までに解熱するよう薬を使って治療する

川崎病の治療では、できるだけ早く炎症を抑えて、冠動脈瘤を防ぐことが重要です。

薬を用いて、一〇日目までに熱を下げますが、薬の効果が現れる時間を逆算すると、遅くとも七日目には治療を開始するのが望ましいと考えられています。多くの場合診断がついたときには、発熱から四～五日たっているので、診断後すぐに治療を始めます。

炎症の強い子は最初から薬を併用する

基本の薬の点滴薬はとても効果がありますが、過去にはあまり効果が現れなかった子が約二割を占めました。予測スコアは、点滴薬が効きにくい子どもたちの共通点をもとに作成されたものです。

現在は、予測スコアをもとに薬が効きにくいと判断される場合は、最初から併用の薬を使い、時間のロスを少なくしています。

のみ薬

炎症を抑え、血液をサラサラにする

急性期に処方されるのみ薬は、アスピリンという薬です。点滴薬とともに、川崎病の基本の薬として使われています。熱を下げるだけでなく、血液をサラサラにする効果があるため、解熱後も使われます。

アスピリンの作用と副作用

アスピリンは、急性期の治療に欠かせない薬です。解熱鎮痛薬として大人がよく使う薬で、通常、子どもには使われません。しかし、川崎病には、アスピリンの抗炎症作用と抗血小板作用が有効です。

炎症を抑え発熱を和らげる

炎症を起こす成分（プロスタグランジンE_2）の生成を抑えて、発熱を和らげます。使う量を多くすることで効果を発揮します。

＋

血液を固まりにくくしサラサラにする

血小板が血液を固めるための成分（トロンボキサンA_2）の生成を抑え、血栓をできにくくします。少量でも効果を発揮します。

主な副作用

- 肝臓の機能障害が起こりうる
- 出血しやすくなる
  ➡鼻血が止まりにくくなる、便が黒くなるなど

アスピリンを使っていると肝機能障害を起こす場合がありますが、通常は川崎病が治れば、肝機能も改善します。インフルエンザや水ぼうそうの併発時には薬を中止します（→P71）。

解熱鎮痛薬として歴史のあるものが使われる

アスピリンは、解熱鎮痛薬として長く使われている薬です。川崎病でも、点滴薬が登場する以前から、治療薬として長らく使われています。

通常、解熱薬としては子どもには使われない薬ですが、川崎病では炎症を抑える作用と、血栓《けっせん》をつくりにくくする作用が有効とされ、使われています。川崎病でアスピリンを使うと、冠動脈瘤の発生が減ることがわかっています。

現在では、川崎病の基本の薬として、急性期の発熱中は点滴薬といっしょに用いられます。解熱後も退院後も、単独でしばらくのみ続けるので、長くつきあう可能性のある薬です。

用量・服用回数

熱があるとき → **解熱後２～３日たったら**

熱があるとき	解熱後２～３日たったら
● 体重 1kg あたり 30 ～ 50mg ／１日	● 体重 1kg あたり ３～ 5mg ／１日
● １日に３回に分けてのむ	● １日１回のむ

熱が高いときには、炎症を抑えるために用量が多くなりますが、熱が下がってからは10分の１の量に減らします。少ない量でも、血液をサラサラにする効果は得られます。

薬ののませ方

小さな子の例

❶ 少量の水で粉薬をペースト状にする
❷ 子どもの上あごやほおの内側にぬる
❸ 水やミルクを飲ませる

薬をミルクに混ぜて飲ませてはいけません。ミルクを残したり、嫌いになったりするおそれがあるためです。水で溶かす場合は放置せず、すぐに飲ませます。

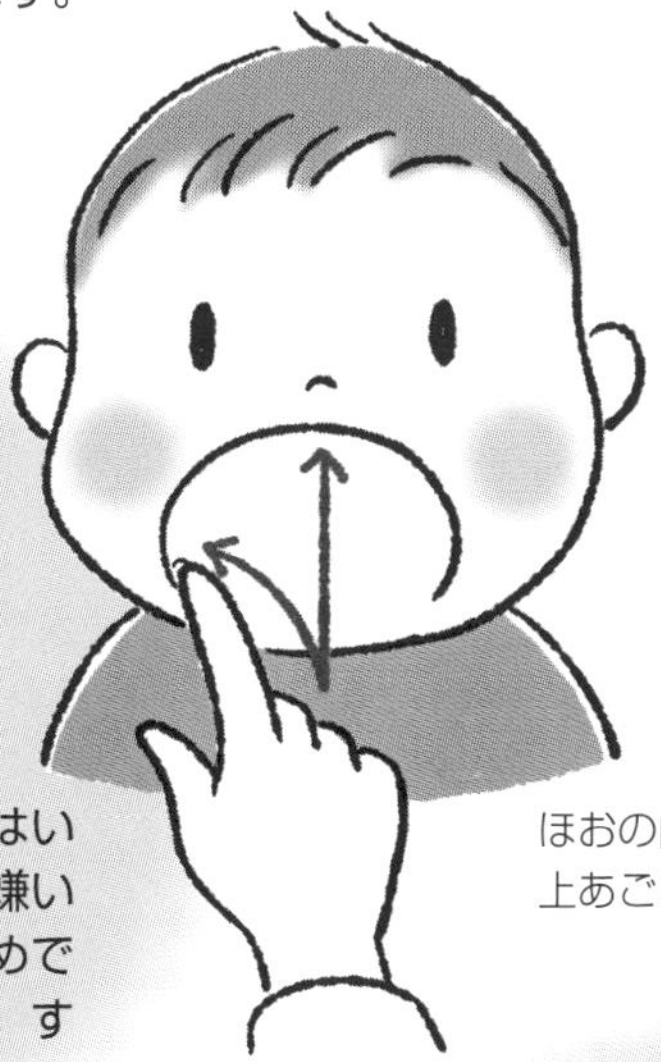

年長児の例

❶ 少量の水で粉薬をペースト状にする
❷ スプーンでのませる。アイスなどに混ぜてもよい

アスピリンは無味無臭ですが、味が気になる子もいます。川崎病では食事制限はないので、粉薬の味を嫌がる場合は、アイスやココアなどに混ぜてもよいでしょう。

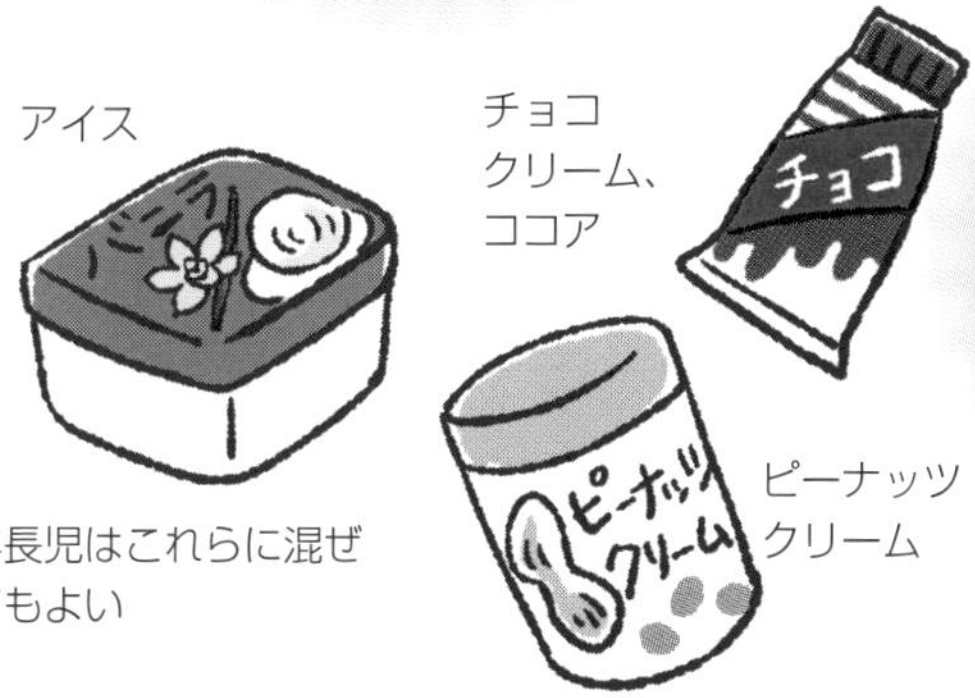

年長児はこれらに混ぜてもよい

アスピリンののみ方

アスピリンは錠剤と粉薬があり、主に粉薬を使います。小さな子は、初めて粉薬をのむ場合もあるでしょう。きちんと服用するために、薬ののませ方を知っておきましょう。

診断時すでに解熱していたらのみ薬だけ

基本的には診断後、のみ薬と点滴薬を併用します。しかしまれに、診断時に熱が下がっている子がいます。数日様子をみて再度発熱しなければ、点滴せず、アスピリンを少量のむこともあります。のみ薬だけなら入院は不要です。

点滴薬

血液製剤で免疫を整えると多くは翌日に解熱

川崎病の基本の薬のひとつとして世界的に確立しているのが、免疫グロブリン製剤です。免疫グロブリン製剤を一度に大量に点滴することで、熱などの症状は改善し、冠動脈瘤の発生も抑えることができます。

免疫グロブリンとは

免疫グロブリンは、血液の血しょうのなかに含まれるたんぱく質です。それをとり出して薬にしたものが使われます。異常になった免疫システムを調整する働きがあると考えられています。

体重1kgあたり2gを1日で点滴する

免疫グロブリン製剤を大量に、12～24時間で点滴します。数日に分けて点滴するより、1日で投与するほうが、冠動脈瘤を防ぐ効果が高いことがわかっています。

血液の成分

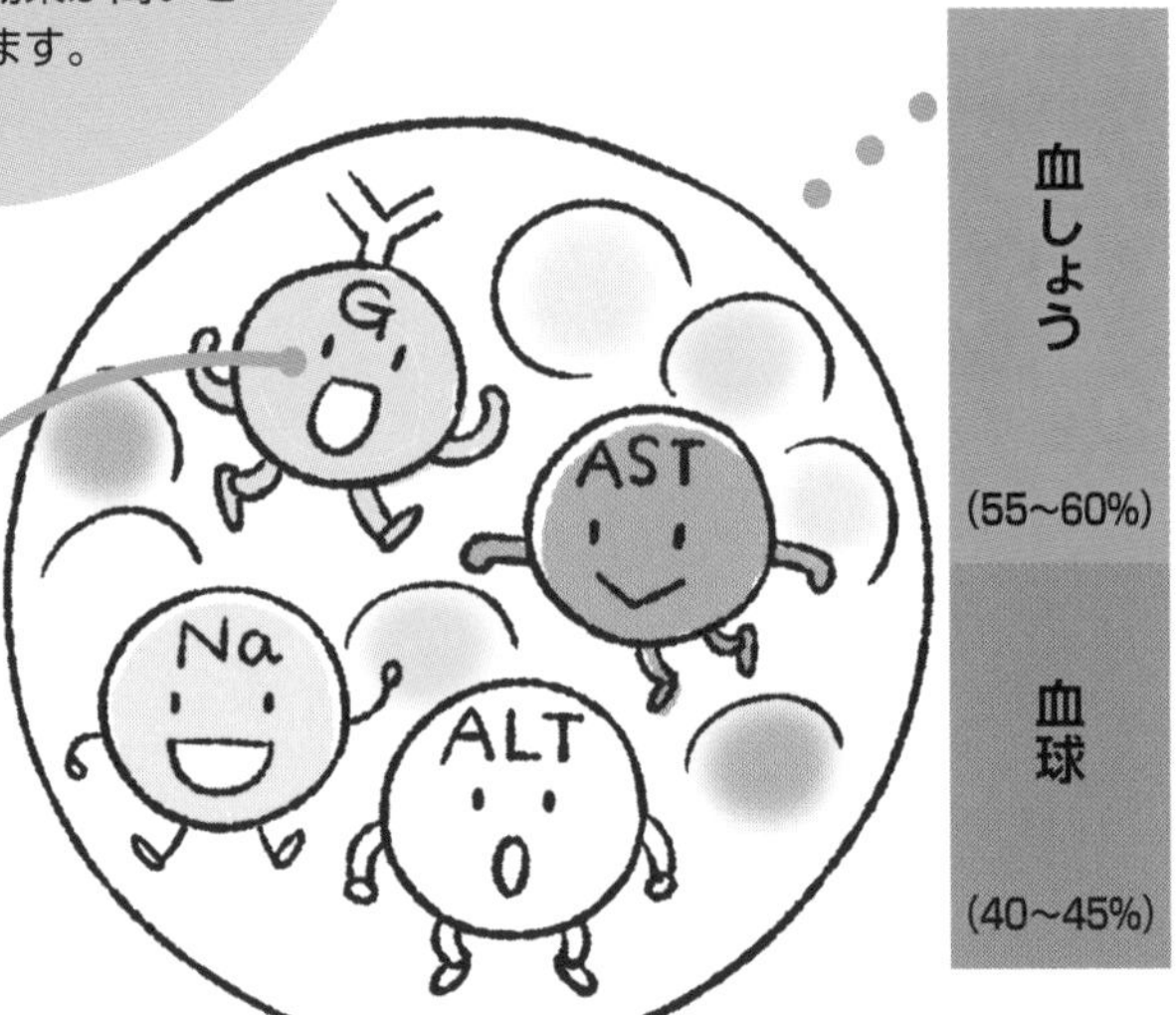

免疫グロブリン

血液や体液に含まれるたんぱく質のひとつで、免疫システムでは「抗体」として働く

献血された血液からつくられた免疫グロブリン製剤を使う

免疫グロブリン製剤は、血液からつくられる「血液製剤」のひとつです。敗血症《はいけつしょう》などの重い感染症や自己免疫疾患の治療に使われてきた、歴史ある薬です。

川崎病の免疫グロブリン製剤を使った治療は、日本で開発されました。重症の川崎病に対して点滴したところ、すぐに熱が下がることがわかりました。その後、冠動脈瘤の発生を防ぐために効果的な量や点滴方法が研究され、現在の治療法が確立されました。

多くは診断された日に点滴します。発症後四～六日目までには点滴する人が多いようです。効果があれば翌日には熱が下がり、発疹などの症状も改善します。

点滴開始から1時間は特に注意

血圧の急激な低下や、アナフィラキシーといった重いアレルギー反応を起こすことがあります。重大な副作用は点滴開始後30～60分に起こることがほとんどです。異変がないか、注意深く見守りましょう。

主な副作用

- 全身……発熱、悪寒《おかん》、食欲不振、吐き気、だるさ
- 神経……頭痛、めまい
- 呼吸……息切れ、咳
- 心臓……低血圧、高血圧
- 皮膚……じんましん、赤み、かゆみ

上記の副作用以外にも、何か異変を感じたら、すぐに医師や看護師に伝えましょう。

免疫グロブリン製剤の注意点

安全性が高く、現時点で最も信頼性の高い治療法ですが、副作用は約10％にみられます。まれに重大な副作用もあるので、点滴中やその後しばらくは安静にすごさせましょう。

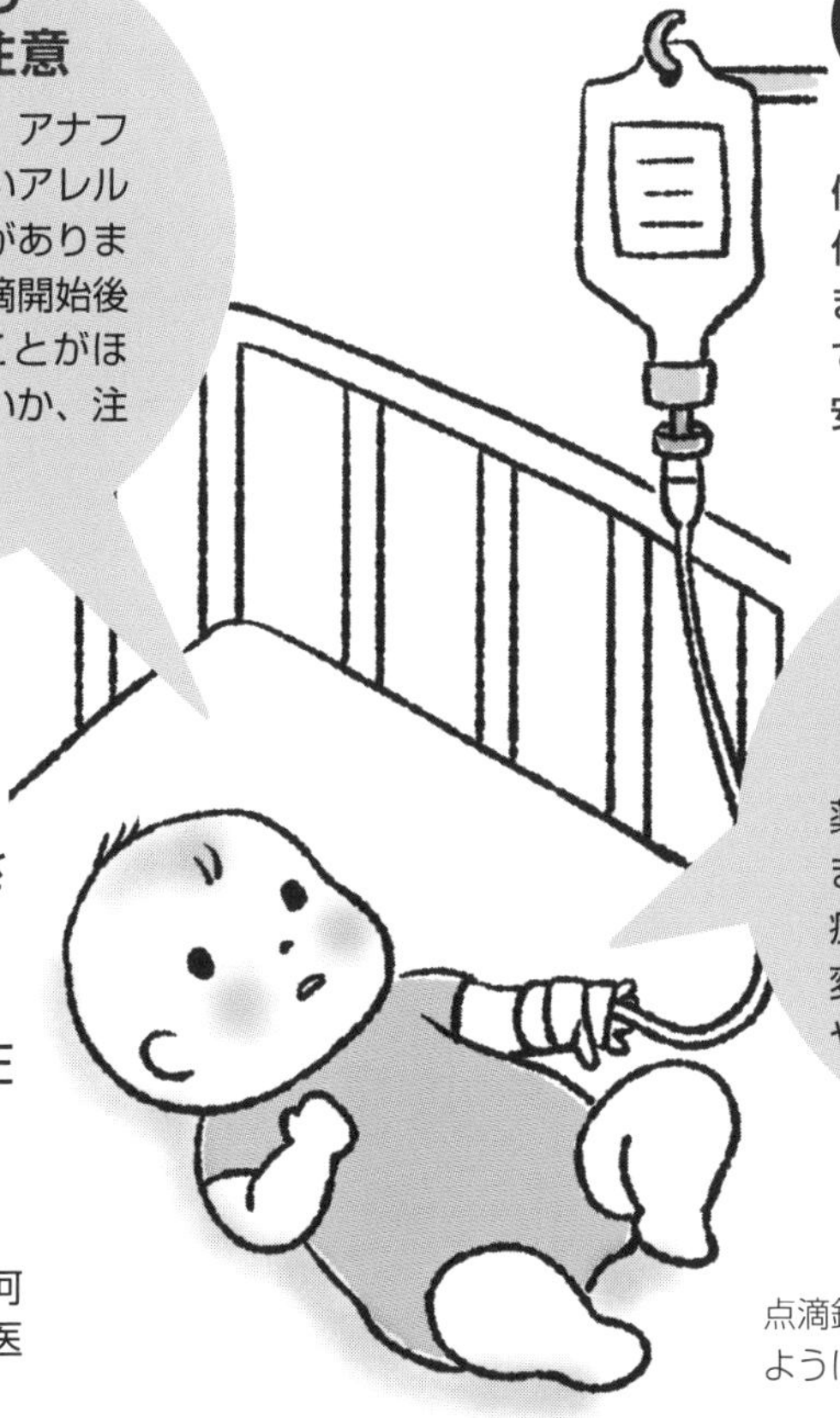

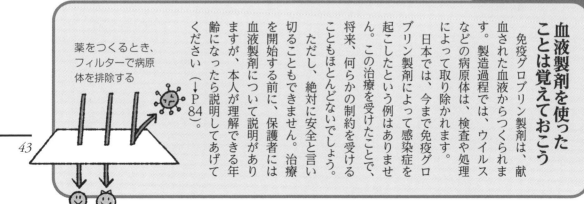

点滴針を抜かないように固定する

点滴部分に腫れがあったらすぐに報告

急速に点滴をするため、点滴薬が血管外にもれることがあります。点滴薬がもれると危険な症状を起こします。腫れなどの変化に気づいたら、すぐに医師や看護師に伝えてください。

Column

血液製剤を使ったことは覚えておこう

免疫グロブリン製剤は、献血された血液からつくられます。製造過程では、ウイルスなどの病原体は、検査や処理によって取り除かれます。

日本では、今まで免疫グロブリン製剤によって感染症を起こしたという例はありません。この治療を受けたことで、将来、何らかの制約を受けることもほとんどないでしょう。

ただし、絶対に安全と言い切ることもできません。治療を開始する前に、保護者には血液製剤について説明がありますが、本人が理解できる年齢になったら説明してあげてください（↓P84）。

薬をつくるとき、フィルターで病原体を排除する

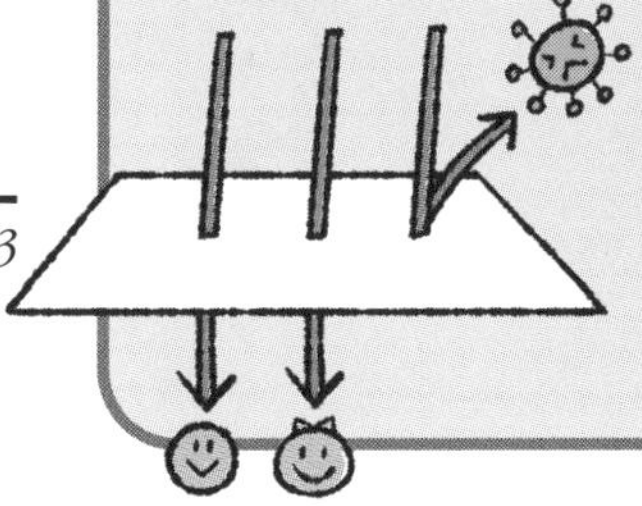

炎症が強い場合

ステロイドや免疫抑制薬を併用することも

アスピリンと免疫グロブリン製剤は最も効果的な治療法ですが、十分な効果が得られない人もいます。最初からステロイドや免疫抑制薬を併用するほか、治療を追加する方法があります。

最初に併用する薬

予測スコア（→P38）の合計点数が高い場合は、基本の薬の効果が低いことが予測されます。基本の薬に、ステロイドと免疫抑制薬のどちらかを併用します。

どちらかを基本の薬と併用する

ステロイド

プレドニゾロン

- **使い方**
  発熱中は点滴。解熱して全身の症状が改善したら粉薬。1日3回のみ、検査値が改善したら、徐々に服用量を減らす
- **主な副作用**
  一時的に感染症にかかりやすくなる、顔が丸くなる

広い範囲の炎症を抑える、強力な効果があります。保険適用もされており、初期の併用療法として信頼性が高い薬です。

免疫抑制薬

シクロスポリンA

- **使い方**
  シロップ薬を１日２回、必ず食前にのむ。原則５日間のむ
- **主な副作用**
  血圧上昇、吐き気・嘔吐《おうと》、ふるえなど

免疫細胞のひとつ、T細胞の働きを抑える薬です。保険適用され、ステロイドを併用した場合とほぼ同等の効果があります。グレープフルーツをとると、薬の効果が強まるので避けます。

併用の薬を使う子は感染症対策が必要

ステロイドや免疫抑制薬は、免疫の働きを抑える作用があるため、感染症にかかりやすくなります。うがいや手洗いなどして、感染症予防を心がけてください。

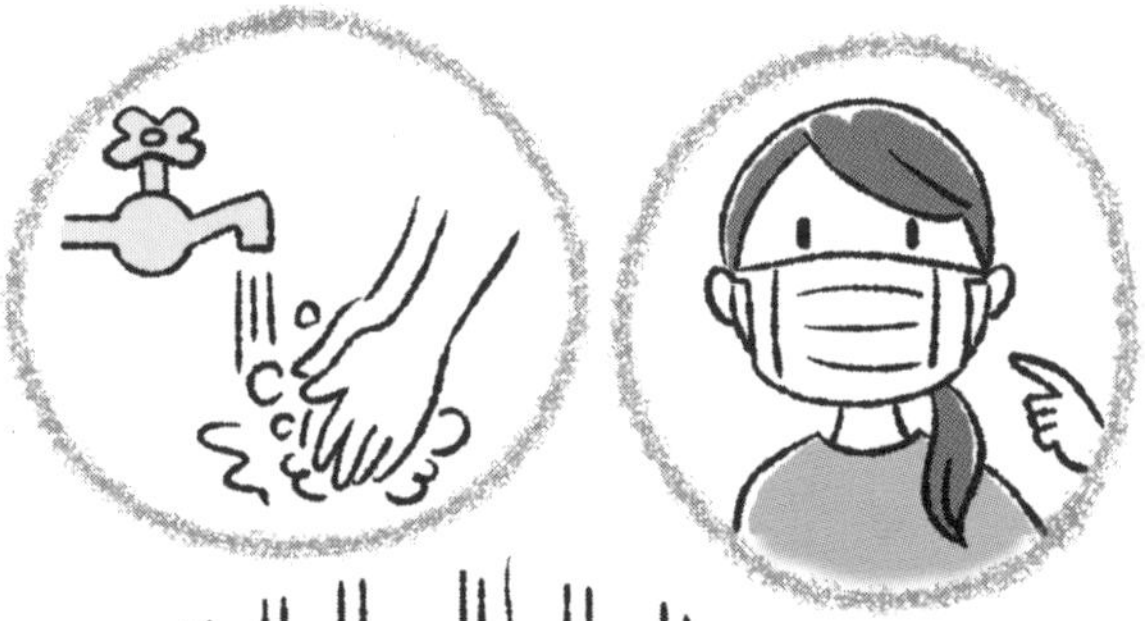

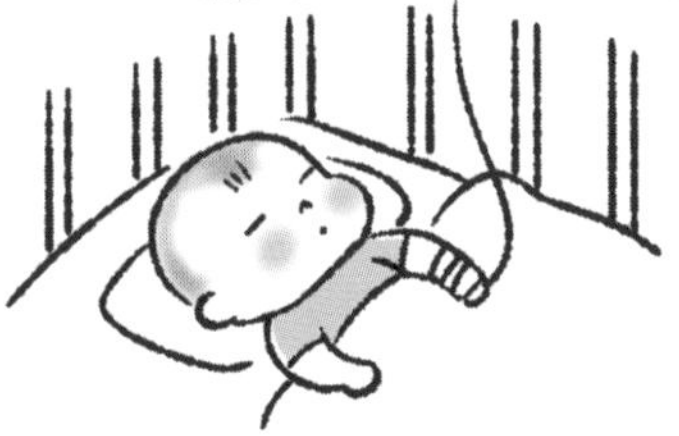

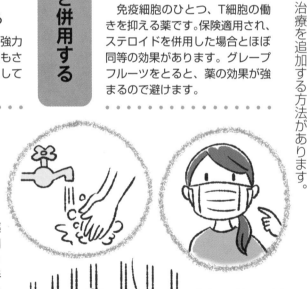

小さい子どもは手洗いなどが難しいので、保護者がしっかりと手洗いやマスク着用を

最初の治療が効かない場合の追加の薬

基本の薬や併用の薬を使ったあと、24～36時間たっても解熱しない場合などは、追加の治療が必要と判断されます。使った薬の効果や検査値で炎症の程度を見ながら、追加で使われる薬が検討されます。

免疫グロブリン製剤の再点滴

ステロイド	プレドニゾロン
免疫抑制薬	シクロスポリンA
抗 TNF-α薬	インフリキシマブ

多くの場合、再度免疫グロブリン製剤を点滴します。ステロイドや免疫抑制薬、抗TNF-α薬を単独で用いたり、免疫グロブリン製剤と組み合わせたりすることもあります。

解熱しなければ

今までの薬の効果をみながら組み合わせる

3回目の治療でも、免疫グロブリン製剤を点滴することがあります。ステロイドまたは免疫抑制薬などを併用する場合もあります。免疫グロブリン製剤以外の薬は、2回目で使っていないものが主に選ばれます。

もしくは

血しょう交換療法をおこなう

血液をいったん体の外にとり出して、血しょう成分をフィルターにかけて病因物質を取り除き、健常な人の血しょうやアルブミン製剤を補う治療法です。体への負担が大きいので、炎症が非常に強い場合に選択されます。

解熱しにくい子には薬の併用・追加が必要

予測スコアによって基本の薬の効果が不十分だと判断された場合は、基本の薬と、ステロイドか免疫抑制薬を、最初から併用します。どちらも冠動脈瘤を防ぐ効果が証明されています。

また、基本の薬を使ったあと、微熱が続いたり再び発熱したりする場合は、再度、免疫グロブリン製剤を点滴します。「なぜ別の薬にしないのか」と思うかもしれません。免疫グロブリン製剤は、川崎病の薬として現時点で最も効果が高く、安全であるうえ、使用量が増えることで効果が高まるためです。

再度免疫グロブリン製剤を点滴するとき、炎症を抑えるステロイドや抗TNF－α薬などをいっしょに用いる場合もあります。

退院の目安

熱が下がり血管に異常がなければ退院

川崎病の急性期は、火がぼうぼうと燃えている火事の状態です。火が大きいと消火に時間がかかったり、消火したあとくすぶったりします。川崎病でも完全に火が消えたか、検査によって確認することが重要です。

検査結果がよくなったら退院

多くの場合、発症後10日目前後で冠動脈のコブの有無がわかります。検査をして、コブがなければ退院となります。

入院期間は、基本の薬が効けば1週間程度です。薬が効きにくい場合やコブができている場合は、入院期間が長くなります。

入院中の検査

超音波検査

心臓の血管にコブができていないか、コブができる兆候はないかなどを確認します（→P34）。

血液検査

体内の炎症状態を示すCRPなどの数値を確認します（→P36）。

心電図検査

心筋炎や心膜炎《しんまくえん》、弁膜症《べんまくしょう》、不整脈など心臓の異常がないか調べます。コブがある子はコブが詰まっていないかもわかります（→P61）。

エックス線検査

炎症が強い場合、心膜炎や、心不全によって心臓が拡大することがあります。

退院時の主な目安

- 川崎病の症状がない
- 冠動脈のコブがない、血管の変化が落ち着いている
- 肝機能障害や心不全がない、または改善している
- 血液検査のCRP値が改善している

発熱など川崎病の主要な症状が治まっていることが重要です。同時に、心臓や冠動脈、肝機能、腎《じん》機能など体内に異常がない状態が確認できたら、退院できます。

退院後は徐々に元の生活に戻ろう

退院の時期は、コブができているかどうかで大きく異なります。コブがない場合は、検査で炎症が治まっていることを確認したら、退院となります。

入院中に心臓の血管がふくらみそうなときには、血管の状態が安定するまで入院して経過を観察します。炎症が強く追加の薬が必要な場合などは、入院期間が一ヵ月程度になることもあります。

退院後すぐは、体力が低下しているので、無理せず、少しずつ元の生活に戻していきましょう。川崎病では、特に行動の制限はありません。しばらくは定期的に検査を受け、体の回復状態や異常の有無を確認していきます。

退院後は自宅でゆっくり療養しよう

退院後の生活には、特に制限はありません。元どおりの生活に戻ってよいでしょう。ただし、入院で体力が低下していることもあるので、無理せず、少しずつ戻していきます。

のみ薬を続けるのでけがをしないように

アスピリンなどののみ薬は、退院してからもしばらくのみ続けます。血液が固まりにくいので、ケガをしないようにし、出血したらしっかり止血しましょう（→P75）。

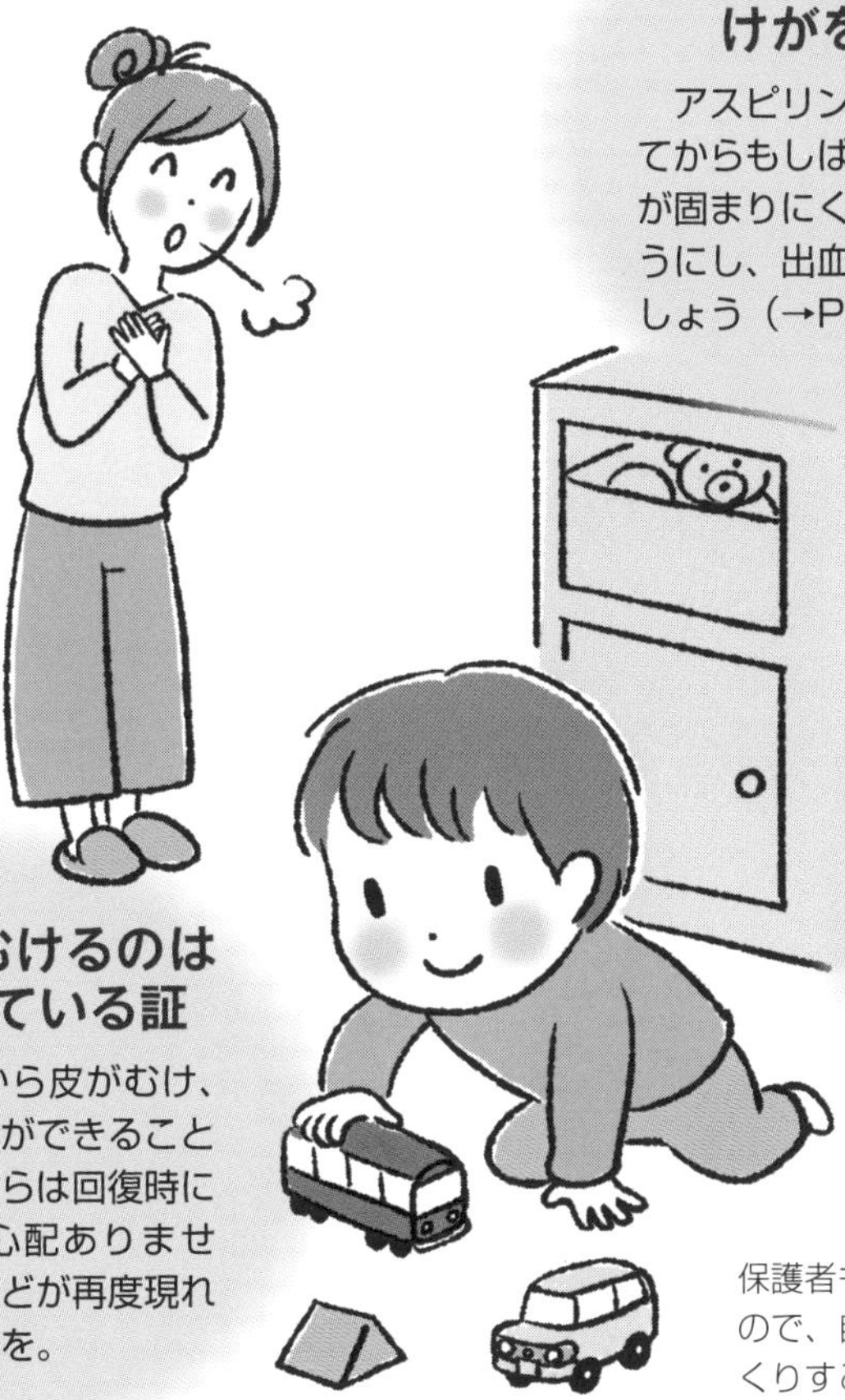

保護者も看病で疲れているので、自宅で子どもとゆっくりすごそう

保育園・幼稚園への復帰は主治医と相談

順調に回復していれば、退院翌日から通園できます。体力の回復も必要なので、復帰の前に主治医に相談を。園には、薬のこと、出血すると止まりにくいことを伝えましょう。

手足の皮がむけるのは体が回復している証

解熱後、指先から皮がむけ、爪に横方向のみぞができることもあります。これらは回復時にみられる症状で心配ありません。発熱や発疹などが再度現れたら、すぐに受診を。

「川崎病急性期カード」を退院時にもらい保管する

入院中の症状や治療が正確に記録されている

川崎病の急性期にどんな治療を受け、冠動脈に後遺症があるのかどうかを知っておくことはとても重要です。自分の健康を一生守っていくうえで、大切な手がかりとなるからです。

しかし、子ども本人は記憶がないことが多く、保護者も看病に忙しく、記憶があいまいになっている場合があります。そこで、正確な記録を残すために、日本川崎病学会の監修のもと、「川崎病急性期カード」が作られました。医療機関で入手できるので、主治医にたずねてみてください。

本人が大きくなってから説明するときにも使える

カードは、退院するときや退院後の通院時に、主治医に記入してもらうことができます。

川崎病の患者さんの多くは、免疫グロブリン製剤を使っています。現在は安全性が確認されていますが、リスクがまったくないとは言い切れません。患者本人が受けた治療を知っておくことはとても重要です。

カードをもらったら、母子健康手帳などに挟んで保管しましょう。子どもが成長し、病気について説明するときにも役立ちます（→P83）。

川崎病急性期カード

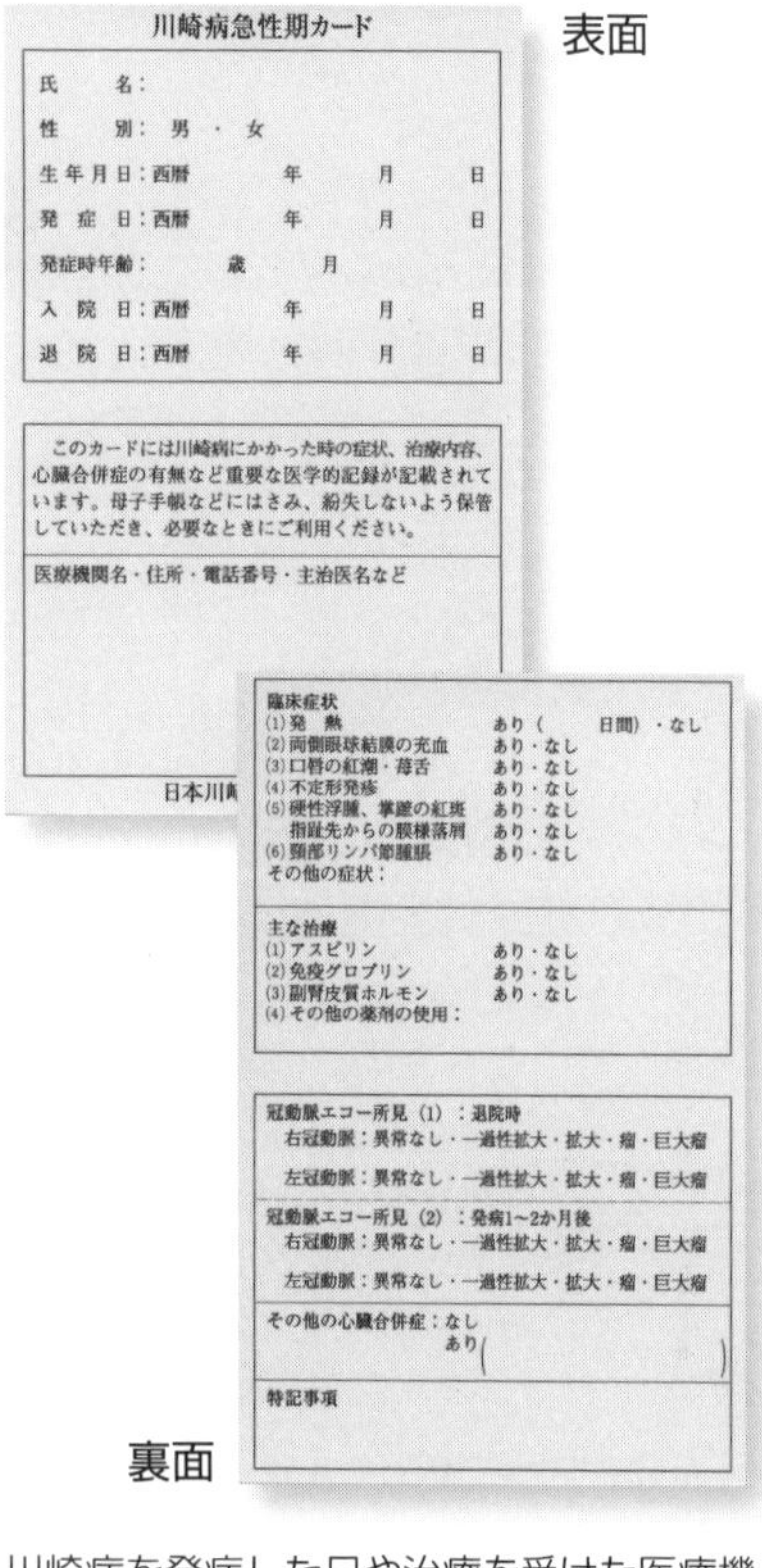
表面

川崎病急性期カード

氏　　名：
性　　別：男・女
生年月日：西暦　年　月　日
発 症 日：西暦　年　月　日
発症時年齢：　歳　月
入 院 日：西暦　年　月　日
退 院 日：西暦　年　月　日

このカードには川崎病にかかった時の症状、治療内容、心臓合併症の有無など重要な医学的記録が記載されています。母子手帳などにはさみ、紛失しないよう保管していただき、必要なときにご利用ください。

医療機関名・住所・電話番号・主治医名など

日本川

裏面

臨床症状
(1)発　熱　あり（　日間）・なし
(2)両側眼球結膜の充血　あり・なし
(3)口唇の紅潮・苺舌　あり・なし
(4)不定形発疹　あり・なし
(5)硬性浮腫、掌蹠の紅斑　あり・なし
指趾先からの膜様落屑　あり・なし
(6)頸部リンパ節腫脹　あり・なし
その他の症状：

主な治療
(1)アスピリン　あり・なし
(2)免疫グロブリン　あり・なし
(3)副腎皮質ホルモン　あり・なし
(4)その他の薬剤の使用：

冠動脈エコー所見（1）：退院時
右冠動脈：異常なし・一過性拡大・拡大・瘤・巨大瘤
左冠動脈：異常なし・一過性拡大・拡大・瘤・巨大瘤
冠動脈エコー所見（2）：発病1〜2か月後
右冠動脈：異常なし・一過性拡大・拡大・瘤・巨大瘤
左冠動脈：異常なし・一過性拡大・拡大・瘤・巨大瘤
その他の心臓合併症：なし
あり（　）
特記事項

川崎病を発症した日や治療を受けた医療機関、主治医名、入退院日、症状や受けた治療法などを記入してもらえる
（日本川崎病学会HPより転載）

第**3**章

これからどうなる?
後遺症期の検診と治療

後遺症の治療は、重症度によって異なります。
血管が詰まったり、狭くなったりすることがないよう、
定期的に検診でチェックしながら、
必要な場合は薬を服用していきます。

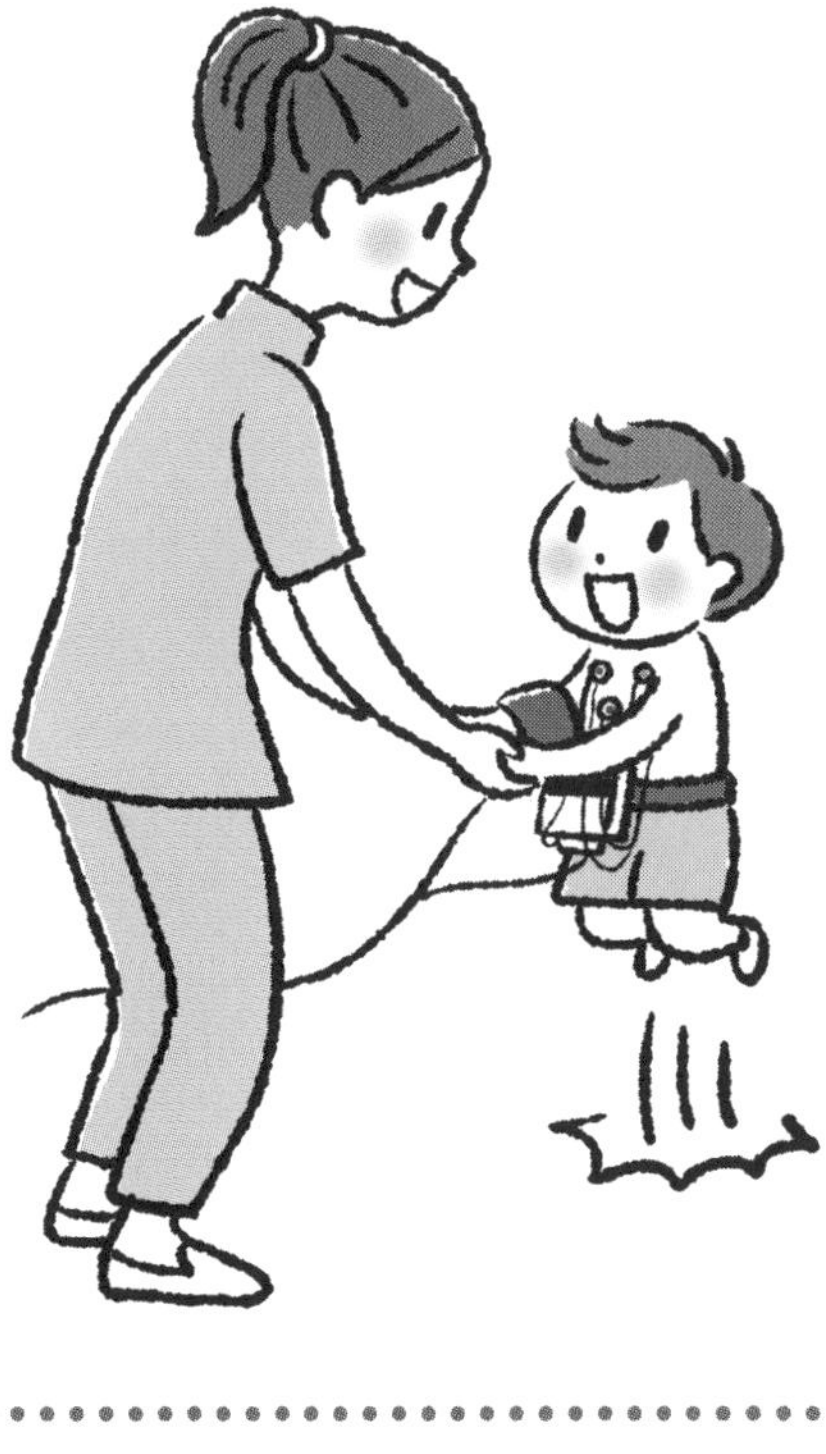

後遺症とは

発症一カ月以降も残る、心臓の血管のコブ

川崎病では、発症から約一ヵ月間を「急性期」、その後を「後遺症期」と呼んでいます。後遺症とは、主に冠動脈瘤《かんどうみゃくりゅう》のことを指します。大半の子は後遺症が残りませんが、後遺症期での見守りが重要になります。

コブができやすい部位

血管のコブは、急性期での血管の炎症が原因で起こります。どこにでもできる可能性がありますが、炎症で最も傷つきやすいのは、冠動脈という心臓の血管です。

冠動脈とは

心臓に冠をかぶせるように、ぐるりと取り囲む血管です。右冠動脈と左冠動脈があり、心臓に酸素や栄養を運ぶ大事な役割をしています。

図は体内の主な動脈。急性期はこれらに炎症が起こっていた

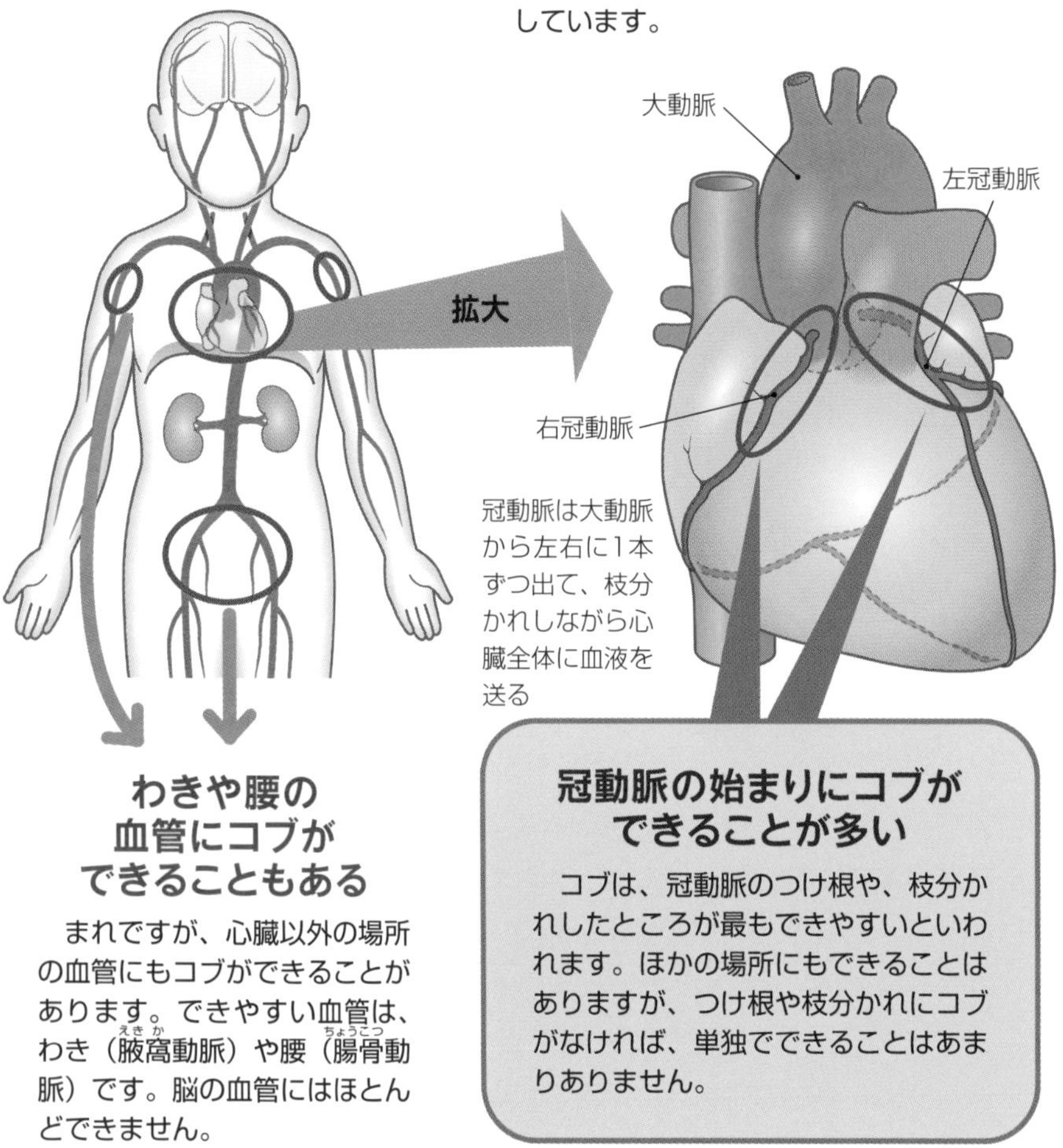

冠動脈は大動脈から左右に1本ずつ出て、枝分かれしながら心臓全体に血液を送る

わきや腰の血管にコブができることもある

まれですが、心臓以外の場所の血管にもコブができることがあります。できやすい血管は、わき（腋窩《えきか》動脈）や腰（腸骨《ちょうこつ》動脈）です。脳の血管にはほとんどできません。

冠動脈の始まりにコブができることが多い

コブは、冠動脈のつけ根や、枝分かれしたところが最もできやすいといわれます。ほかの場所にもできることはありますが、つけ根や枝分かれにコブがなければ、単独でできることはあまりありません。

ほとんどの子どもは急性期に血管が正常化する

川崎病では発症から一ヵ月以降は「後遺症期」と呼ばれますが、すべての川崎病の子どもに後遺症が残るわけではありません。

後遺症の残る子どもは約二パーセントにとどまり、ほとんどの子どもは後遺症が残らないことがわかっています。

川崎病の後遺症で最も多いのは、血管のコブです。特に「冠動脈瘤」と呼ばれる、心臓の血管の冠動脈にできるコブが代表的です。基本的に、後遺症と呼ぶときは冠動脈瘤のことを指します。そのほか、数は多くありませんが、わきや腰の動脈のコブ、心臓の弁の異常である「弁膜症《べんまくしょう》」、脈が乱れる「不整脈」などもあります。

「後遺症」の意味

急性期にできた冠動脈のコブは、その後、人によってさまざまな経過をたどります。川崎病の「後遺症」という言葉には定義があり、きちんと診断されます。

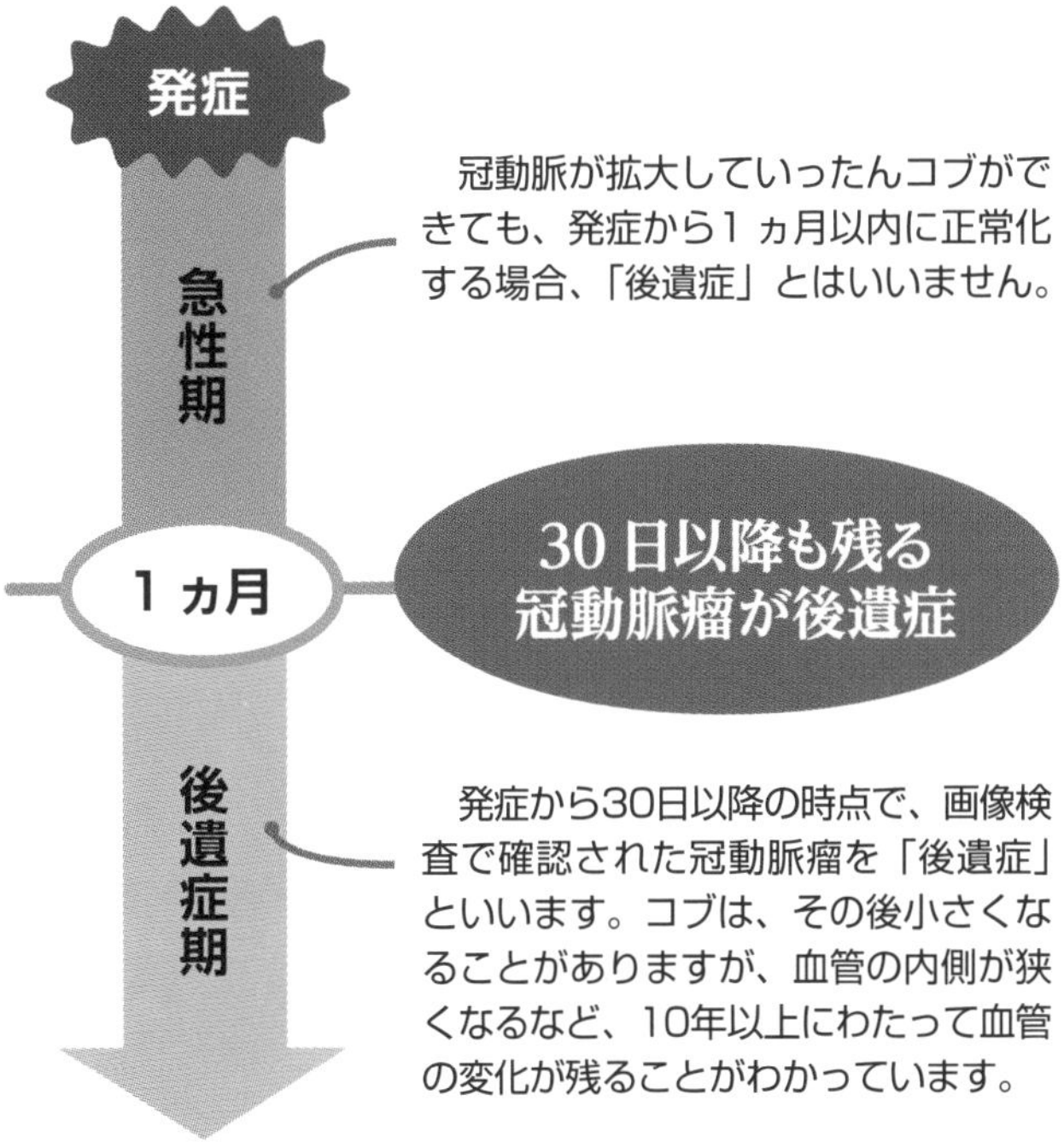
発症
急性期
1ヵ月
後遺症期
30日以降も残る冠動脈瘤が後遺症
冠動脈が拡大していったんコブができても、発症から1ヵ月以内に正常化する場合、「後遺症」とはいいません。
発症から30日以降の時点で、画像検査で確認された冠動脈瘤を「後遺症」といいます。コブは、その後小さくなることがありますが、血管の内側が狭くなるなど、10年以上にわたって血管の変化が残ることがわかっています。

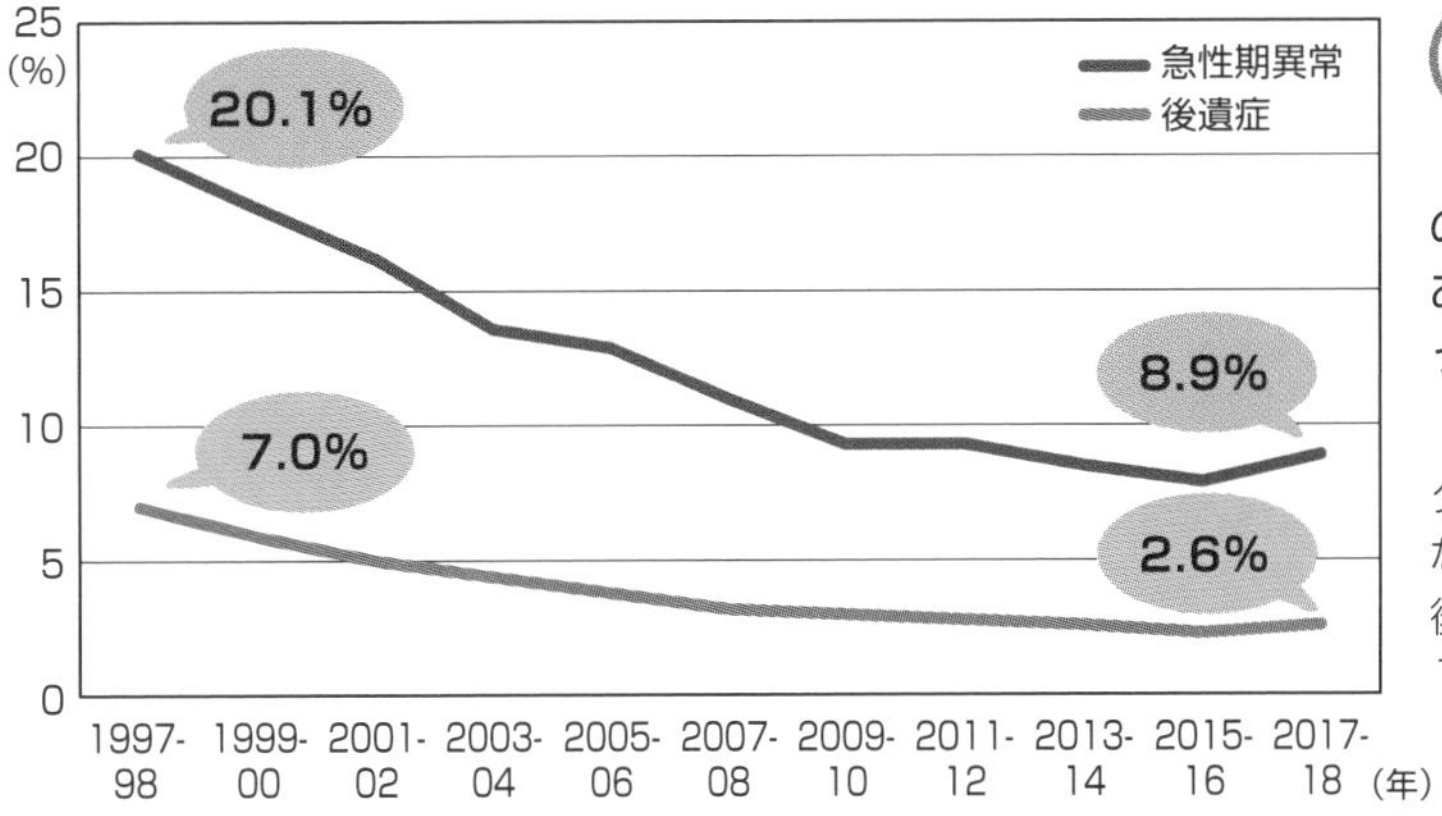
25
(%)
20
15
10
5
0
急性期異常
後遺症
20.1%
8.9%
7.0%
2.6%
1997-98
1999-00
2001-02
2003-04
2005-06
2007-08
2009-10
2011-12
2013-14
2015-16
2017-18
(年)

心障害が出現する割合

急性期にいったん異常が起こったものの、後遺症期までに治る子も少なくありません。後遺症のある子も年々減っています。

グラフは、冠動脈瘤、弁膜症、心筋梗塞《しんきんこうそく》などが起こった割合。急性期異常は発症後1ヵ月以内に起こったもの、後遺症は1ヵ月以降も残るもの

（日本川崎病研究センター、川崎病全国調査担当グループ「第25回川崎病全国調査成績」2019年）

後遺症の経過①

コブができても一時的で、元に戻る子も

「後遺症」というと、同じ状態が一生続くイメージがありますが、川崎病の後遺症は一ヵ月をすぎてからも変化します。コブが小さくなることもあれば、心臓の血管の内側が狭くなることもあり、経過観察が重要です。

血管の壁が変化しつづける

ほとんどの子は血管に変化はなく、コブがいったんできたとしても、急性期中に正常に戻っていきます。しかし、後遺症期もコブが残った場合、血管壁はその後、10年以上かけて変化しつづけます。

コブのない子は健康な子と基本的に同じ

後遺症が残らなかった子は、川崎病のない子とほぼ同じような血管と考えてよいでしょう。ただし、血管の内側に炎症による影響が残る可能性もあるとされています（→P86）。

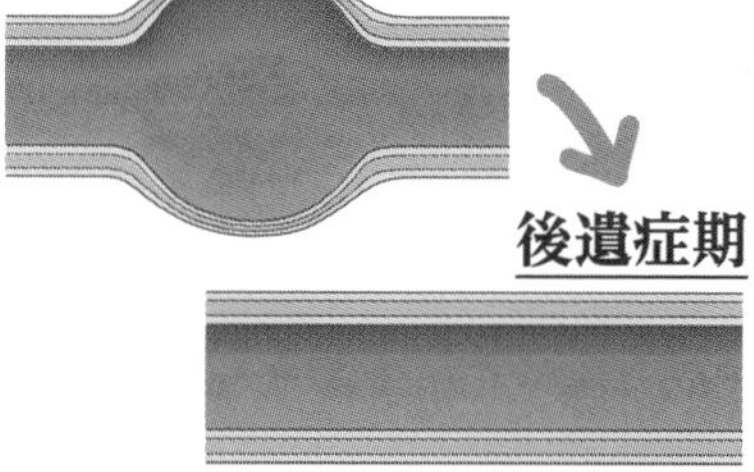

一過性拡大

血管にコブができても、急性期中にコブがなくなる場合もあります。これは後遺症ではなく、「一過性拡大」といいます。

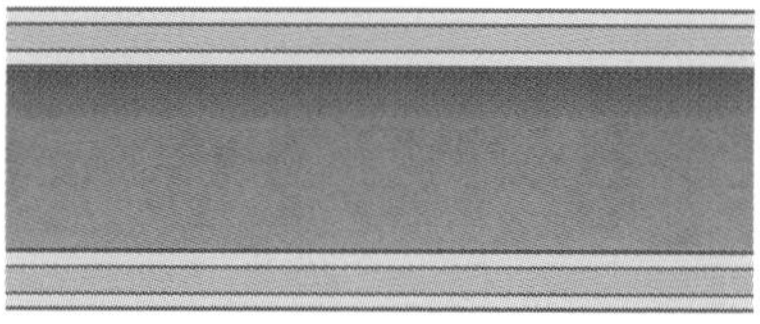

変化なし

炎症によって血管壁があまり傷つかず、急性期・後遺症期ともに血管がふくらみコブができるなどの変化はありません。

発症後一ヵ月の時点で コブがなければその後は安心

急性期中に心臓の血管が拡大しなかった場合や、いったん拡大したものの正常に戻った場合は、後遺症期になって新たにコブができることはほとんどありません。

後遺症期になった時点でコブが残っていても、多くの場合、一～二年以内に小さくなっていきます。血液の通り道が正常の太さに戻る「退縮《たいしゅく》」という状態になることも少なくありません。

一方、コブが残る「残存」や、血液の通り道が狭まる「狭窄《きょうさく》」もあります。これらは、心臓に十分な血液がいきわたらないことで起こる虚血《きょけつ》や心筋梗塞の危険性があります。いずれも重症度に合わせて、経過の観察が必要です。

コブができた子は時間をかけて変化する

冠動脈瘤は、血管の内膜や中膜が厚くなったり、血液の通り道が狭くなったりと、長い時間をかけて変化を続けます。「残存」と「退縮」から「狭窄」になることもあります。

後遺症期

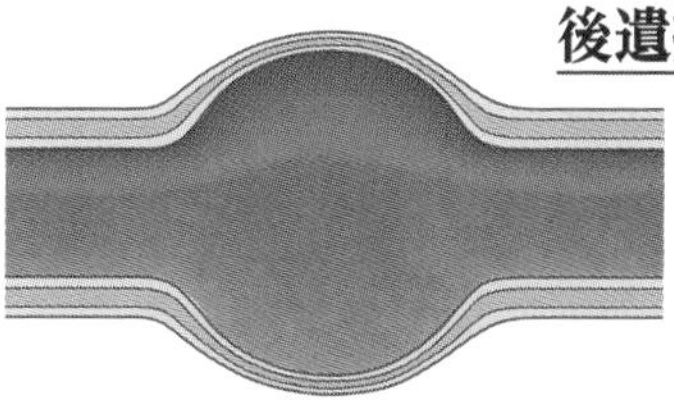

冠動脈瘤

血管が正常な範囲を超えて拡大し、コブになったものが残り続けます。コブはずっと同じ形ではなく、コブ自体が小さくなったり血管の壁が変化したりします。

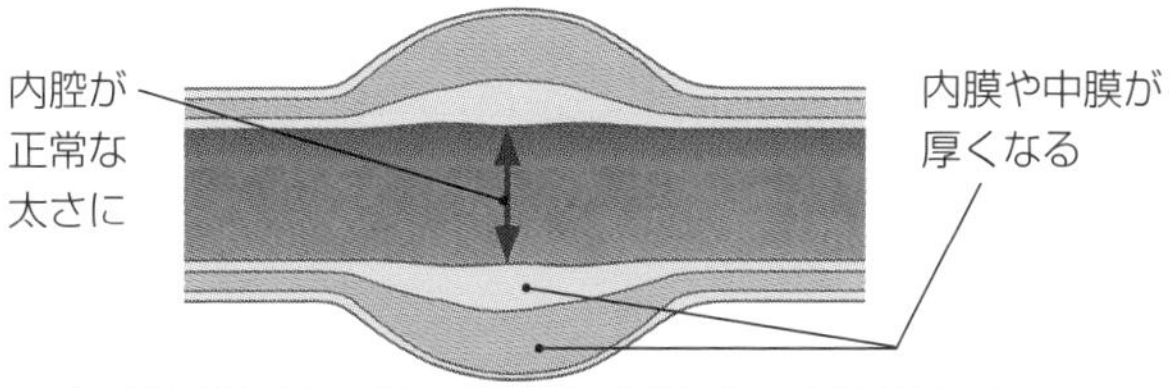

退縮

コブ自体は残りますが、血管の内膜や中膜が厚くなり、血液の通り道は正常な太さに戻ります。将来の見通しは良好ですが、まれに内膜や中膜が厚くなりすぎて、血管が狭窄することがあります。

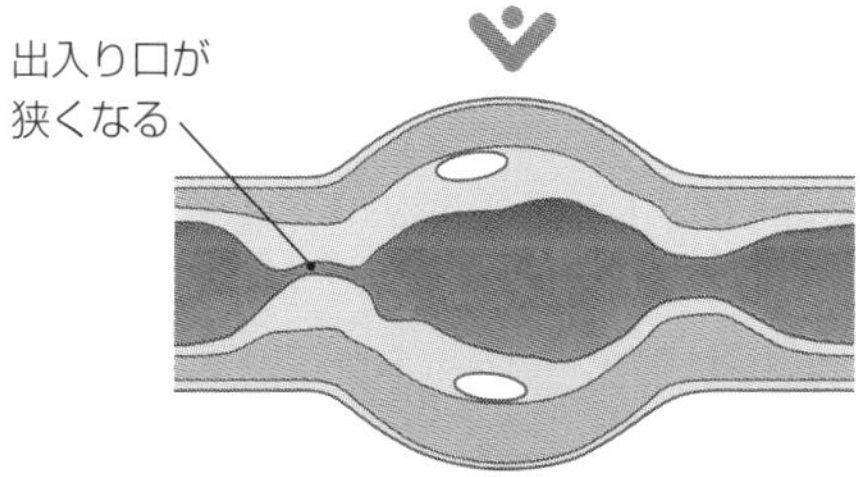

狭窄

血管の内膜や中膜が厚くなりすぎて、内腔が一部狭くなり、血流が悪くなります。運動時などに十分な血液が流れなくなったり、血栓などが加わり完全に詰まったりすることがあります（→P54）。

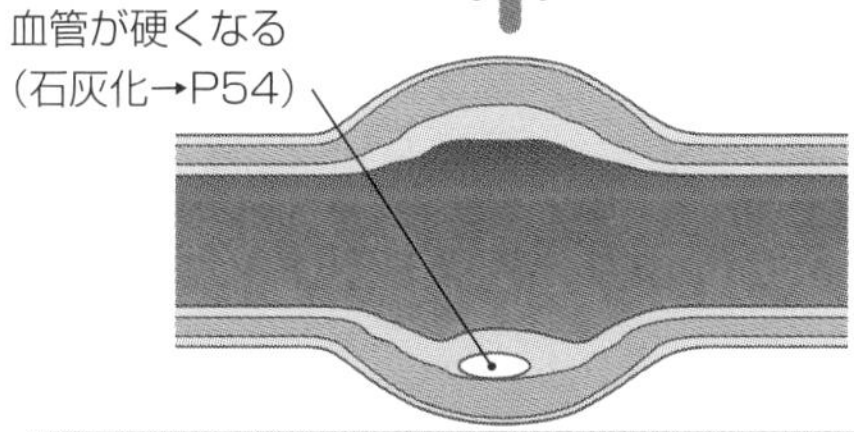

残存

血管の内側が拡張したまま、コブが残ります。血管壁が硬くなることもあります。コブの内部の血流がゆるやかなため内側に血の塊ができたり、出入り口の内膜が厚くなったりして、狭窄を起こすことも。

コブが破裂するおそれはほとんどない

コブが破裂するのは、急性期に血管が急激にふくらんで、10mmを超えるような場合だけです。後遺症期ではコブの破裂は心配ないでしょう。コブが再度大きくなることはまれにありますが、同じように治療を続けます。

コブのできた血管は硬く狭くなりやすい

心臓の血管にコブができることで、いちばん問題になるのが、血管が詰まりやすくなることです。原因は、血管内に血栓《けっせん》ができたり、血管の内膜や中膜が厚くなったりして、血液の通り道が狭くなるためです。

コブができると血管が詰まりやすくなる

川の幅が広いと流れがゆるやかになり、川底に石や砂がたまりやすくなります。同じように、コブができた血管内は血流がゆるやかになり、「血栓」という血の塊ができやすくなります。

また、コブができた血管は、一〇年以上かけて変化し続けることがわかっています。内膜や中膜が厚くなり、血液の通り道が狭くなると、血流が滞るようになります。

血管が急に詰まる場合は、命の危険があります。しかし、子どもは血管や心臓が成長するため、血管がゆっくりと詰まると、周囲に新しい血管ができたり、健康な側からの血流を増やしたりして、血流を補います。

血流が途絶える「虚血」が起こることも

冠動脈瘤ができた子は、血流が滞る「虚血」が起こる可能性があります。虚血は、急激に起こる場合とゆっくり起こる場合があり、血管の内側の壁が変化することで起こりやすくなります。

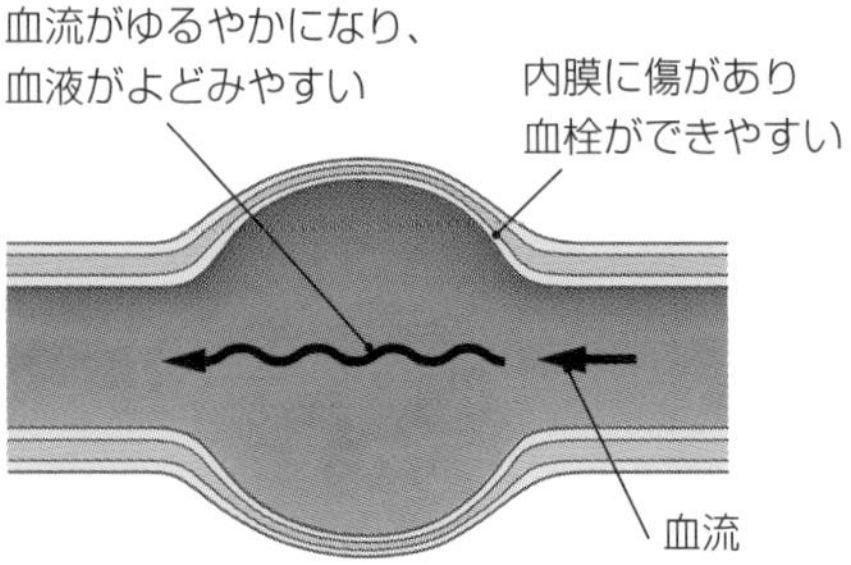

血管の内側が拡張していると、血液が中でよどみ、傷ついた内膜に血栓ができやすくなります。急性期の解熱後から後遺症期の初めは、特に血栓ができやすいことがわかっています。

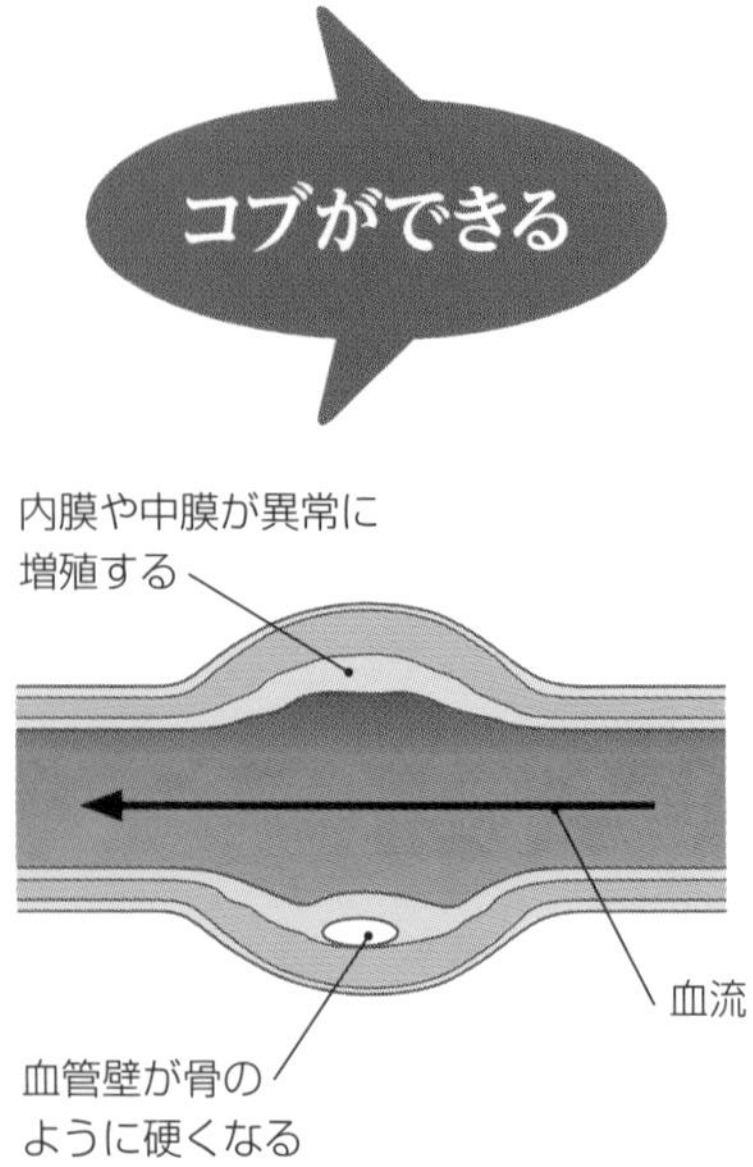

炎症によって血管の形を支える組織が壊れているため、内膜や中膜が異常な変化を起こします。内膜や中膜は異常に厚くなり、「石灰化」といって骨のように硬くなります。

詰まる（虚血）

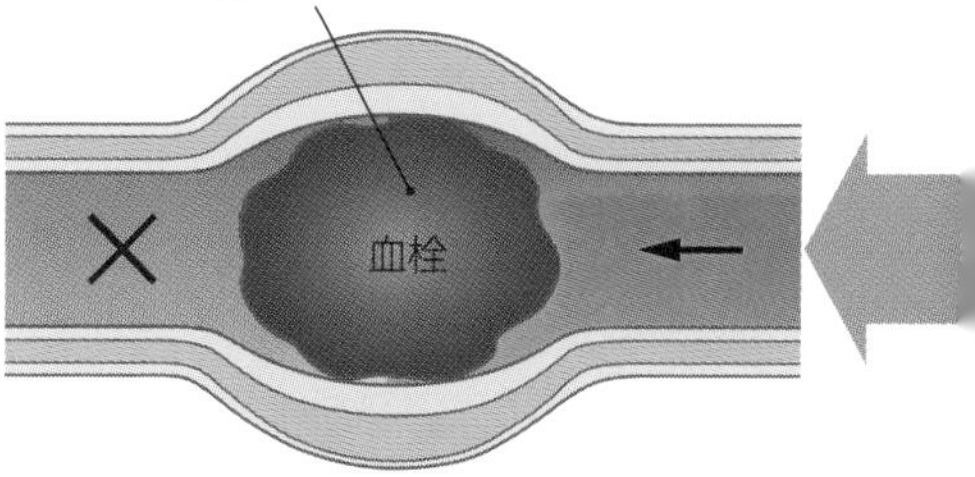
血の塊ができて
血流が途絶える

血栓による詰まりは、コブが1つでもあればいつでも起こります。急激に進む場合もあれば、ゆっくり進む場合もあります。血栓が溶ければ、血液の流れは再開します。

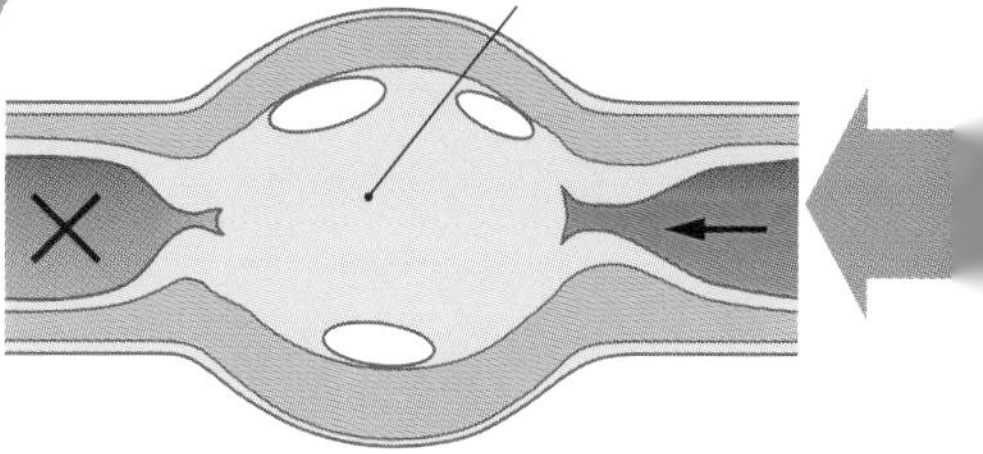
血管壁が厚くなり
血流が途絶える

血管壁は、10年以上かけてゆっくりと厚くなり、血液の通り道が狭くなっていきます。初めは狭窄を起こしますが、自覚症状はありません。やがて完全に詰まることもあります。

急激に詰まると命の危険がある

心臓の血管が急に詰まると、「心筋梗塞」という状態になります。心筋梗塞が起こると、冷や汗をかき胸が強く痛みます。心臓の筋肉が障害され、命の危険もあります。

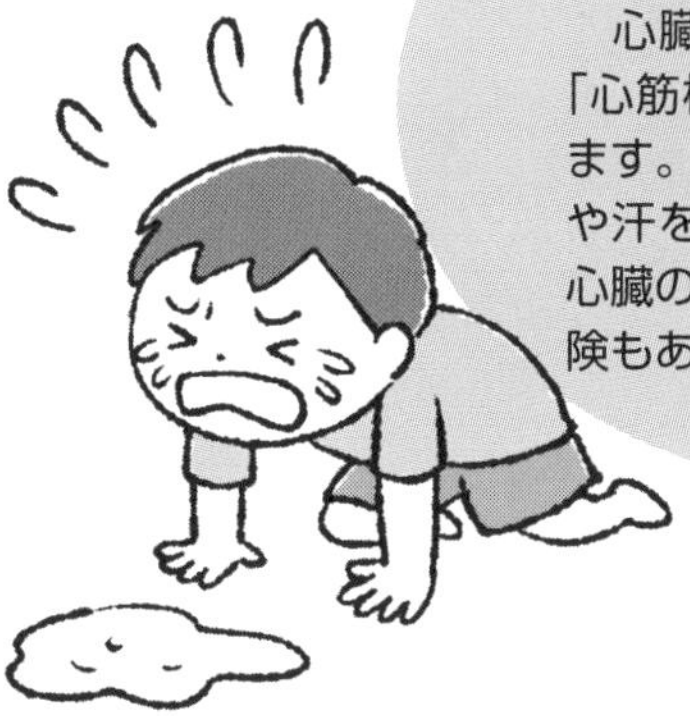

顔が青白くなったり嘔吐《おうと》したりすることもある

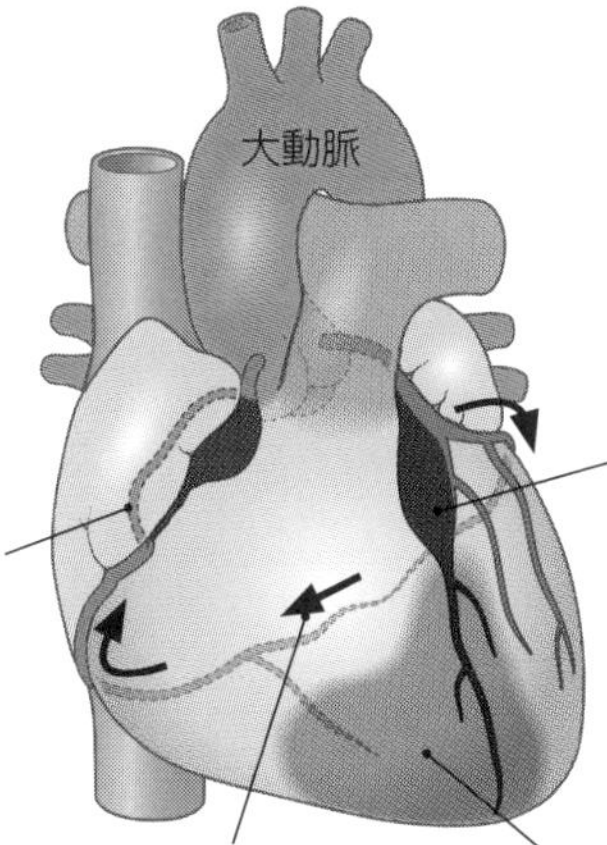
血栓で急に詰まった部分
ゆっくり詰まった部分の中や周囲に再疎通血管ができることも
健康な側から閉塞側に逆流する経路を側副血行路という
心筋梗塞を起こした部分

血管が狭くても血流があれば症状は軽い

ゆっくり詰まると命の危険は少ない

血管がゆっくり狭くなると、血流を補うために、健康な側からの「側副血行路《そくふくけっこうろ》」が発達したり、血液の新しい道「再疎通《さいそつう》血管」ができたりします。無症状のまま、命の危険は回避されます。

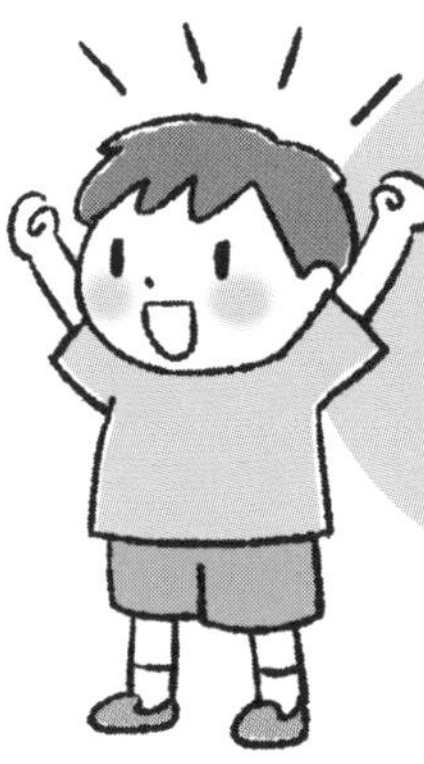

コブの有無や大きさ、変化のしかたで分ける

後遺症の重症度は、コブの大きさで分類する方法と、コブの変化のしかたによって分類する方法があります。画像検査で判定し、治療方針を決めていきます。一般に、コブが大きいほど重症度が高くなります。

コブの有無やサイズと変化で重症度をみる

後遺症期の治療方針を決めるうえで基本となるのが、重症度です。重症度を分類する方法は、二つあります。

一つは、コブの有無や大きさから分類する方法で、コブが大きいほど重症度が高くなります。コブの大きさは、診断時や急性期と同様に、医師がＺスコア（→Ｐ35）を用いて判断します。

もう一つは、急性期を含めたコブの変化による分類です。急性期から現在まで、血管の状態がどのように変化しているかによって判定します。コブが大きければ大きいほど、その後もコブは小さくなりにくく、血管の病変が起こりやすくなります。

コブのサイズの重症度

急性期と同じように、超音波検査で測定した心臓の血管の内径から重症度が決まります。血管の太さは、子どもの年齢や体格、性別などでも異なります。実測値で判断される場合もありますが、基本はZスコアに当てはめて判断されます。

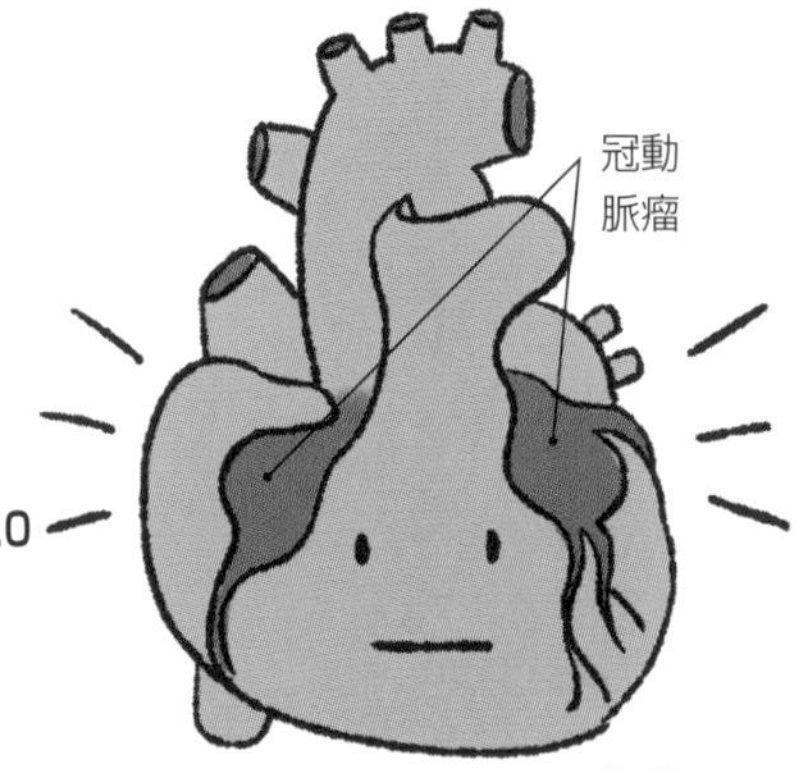

コブは両側にできたり数珠《じゅず》状にできることも

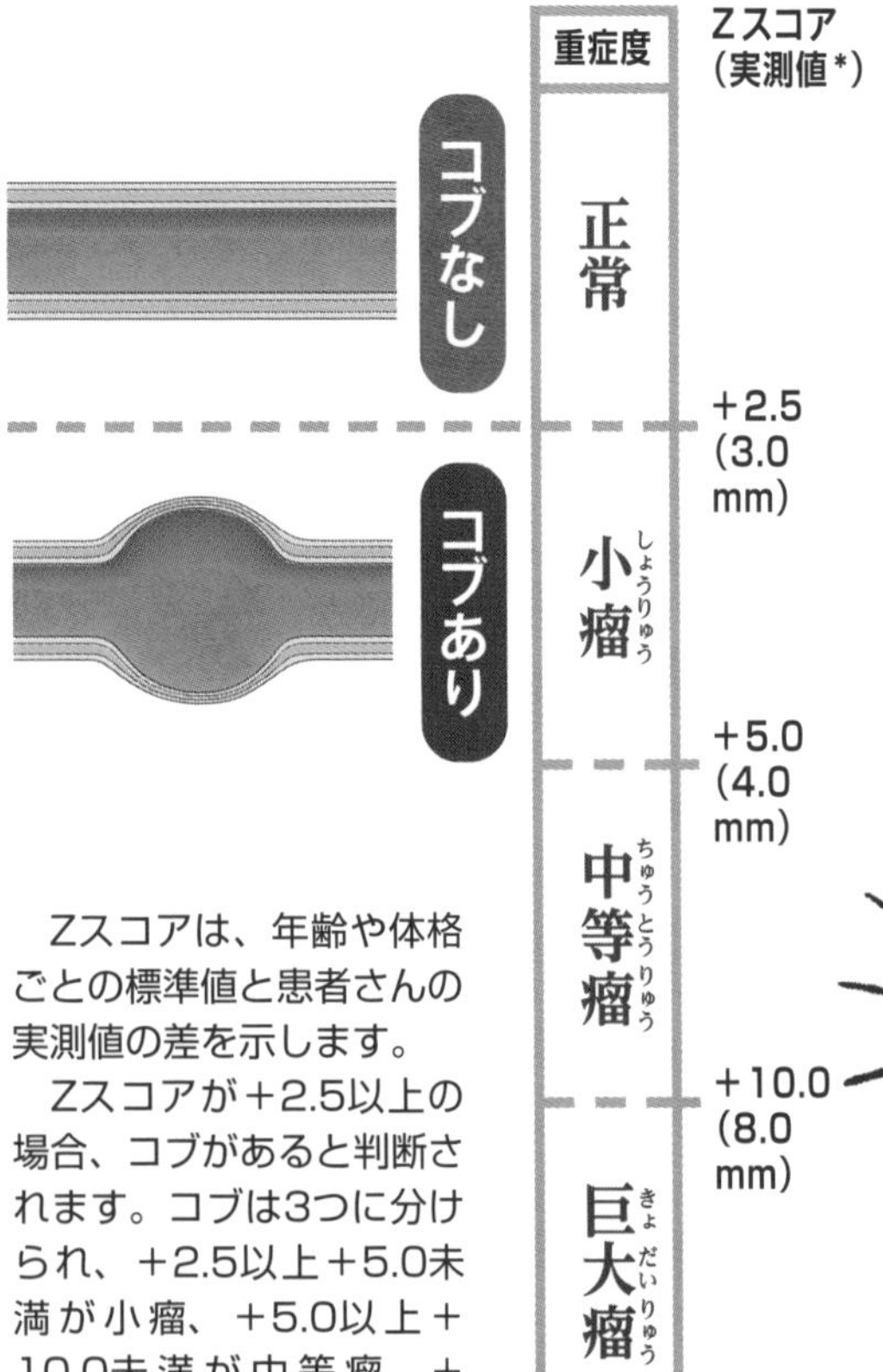

*5歳未満の場合

Zスコアは、年齢や体格ごとの標準値と患者さんの実測値の差を示します。

Zスコアが＋2.5以上の場合、コブがあると判断されます。コブは3つに分けられ、＋2.5以上＋5.0未満が小瘤、＋5.0以上＋10.0未満が中等瘤、＋10.0以上は巨大瘤です。

コブの変化の重症度

コブの変化のしかたで、重症度がⅠ～Ⅴに分類されます。定期的に検診を続けて冠動脈を測定します。現在、ほとんどの子はⅠかⅡに該当します。Ⅴ(b)は注意が必要です。

後遺症なし

Ⅰ ずっと正常

急性期も後遺症期も、冠動脈が拡大する変化がみられません。健康な子どもとほぼ同じ状態で、将来の経過は良好と考えられています。

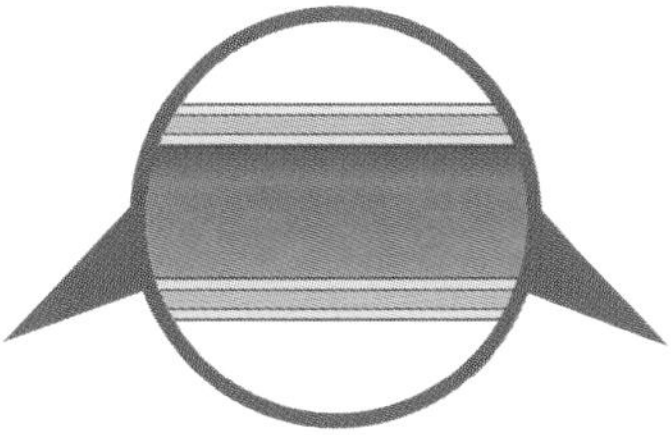

発症後１ヵ月で血管が正常なら、このあとコブができることはほとんどない

Ⅱ コブがあったが急性期中に正常に

急性期に拡大がみられたものの、１ヵ月以内に正常化した、「一過性拡大」という状態です。再びコブができることはほとんどなく、将来の経過は良好と考えられています。

後遺症あり

Ⅲ コブがあったが後遺症期中に正常に

後遺症期も冠動脈にコブが残ったものの、その後内腔が正常の太さになり、狭窄もない「退縮」の状態です。多くの場合、将来の経過は良好と考えられています。

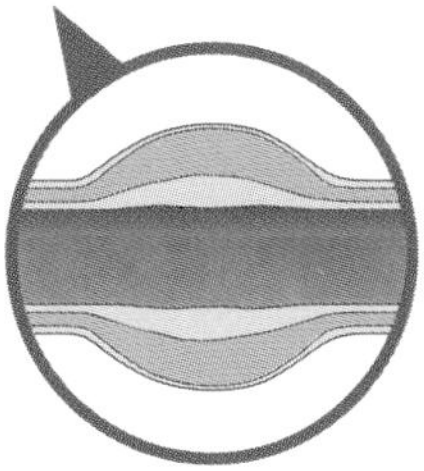

Ⅳ コブあり

後遺症期になっても、冠動脈にコブが残っています。血管の内側が拡張したまま、血管の狭窄はみられない「残存」の状態です。

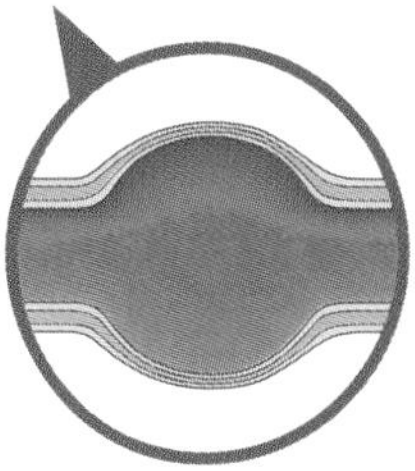

Ⅴ コブがあり、狭いところがある

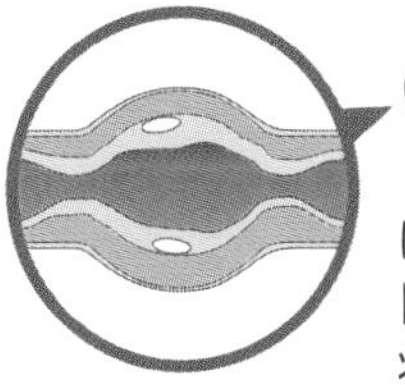

(a) 狭さが軽度

冠動脈に「狭窄」はあるけれど、血液の流れはあり、「虚血」は起こしていない状態です。

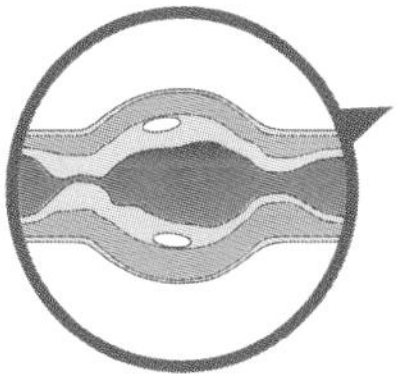

(b) 狭さが高度

冠動脈の「狭窄」が高度で血液の流れが滞り、明らかに「虚血」を起こしている状態です。

後遺症の治療方針

重症度によって通院の頻度や治療が決まる

後遺症の治療は、重症度によって異なります。血管が詰まったり、狭くなったりすることがないよう、定期的に検診でチェックしながら、必要な場合は薬を服用していきます。

定期検診とのみ薬で血管の詰まりを防ぐ

後遺症期の治療の目的は、血管やコブを治すことではありません。炎症で傷ついた血管を元の状態に戻すのは難しいのですが、コブがあっても破裂の心配はなく症状もありません。治療をするのは、血管が詰まったり狭くなったりしないようにするためです。

治療の柱は、「検診」と「薬」の二つです。検診で血管の状態をみてもらいながら、主に血栓をつくりにくくする薬を服用していきます。

重症度によっては、薬をのまず、検診だけ続けることもあります。血管が急に詰まることはまれですが、狭窄が起こる場合があるので検診で見守っているのです。

発症から1ヵ月時点でわかること

発症後1ヵ月時点での血管のコブの大きさから、その後の変化をある程度、推測することができます。その推測をもとに、治療方針も決まっていきます。

大きさ
- なし
- 小瘤
- 中等瘤
- 巨大瘤

コブはなし（なし）

血管が正常であれば、今後、川崎病が原因でコブができることはほとんどありません。心筋梗塞を起こす可能性はとても低いと考えられます。

コブがなくなる可能性が高い（小瘤・中等瘤）

コブが小さければ小さいほど、退縮しやすくなります。コブの大きさによりますが、退縮には1～2年ほどかかります。

今後もコブが残る可能性が高い（中等瘤・巨大瘤）

コブが大きければ大きいほど、残りやすくなります。血管の変化や血栓で、血流が滞りやすくなります。

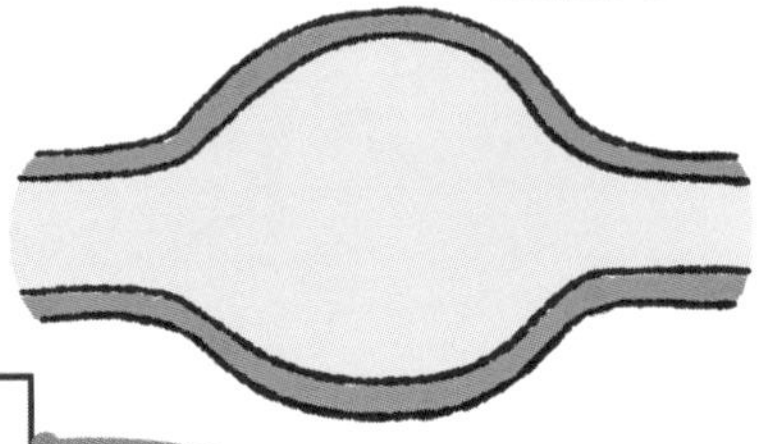

血管の成長とともに、コブも変化する

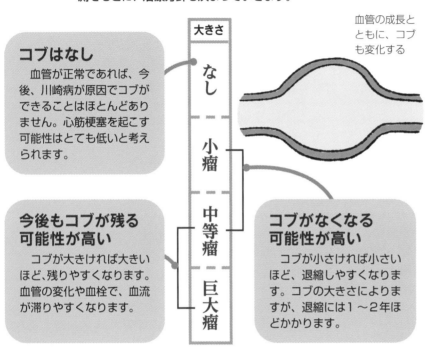

重症度分類例の検診頻度と治療

重症度によって、血管が詰まったり狭くなったりする危険性が異なります。そのため、検査の頻度や治療法も重症度に合わせて決められます。検診や治療が数年で終わる人もいれば、大人になっても必要な人もいます。

Ⅰ Ⅱ コブなし

〈検診〉5年間は定期的に。その後は卒業可能
〈治療〉2～3ヵ月間のみ薬。以降は不要

後遺症はなく、血栓予防のため、薬を3ヵ月間だけ服用します。検診は、発症後1ヵ月、2ヵ月、6ヵ月、1年、5年という間隔で受け、以降は主治医と相談して決めます。

Ⅳ コブあり

〈検診〉小瘤……3～6ヵ月ごと
中等瘤・巨大瘤……
1～3ヵ月ごと
〈治療〉のみ薬

コブがあるかぎり、検診と治療が必要です。検診の頻度はコブの大きさによって異なります。血液をサラサラにする薬も服用します。

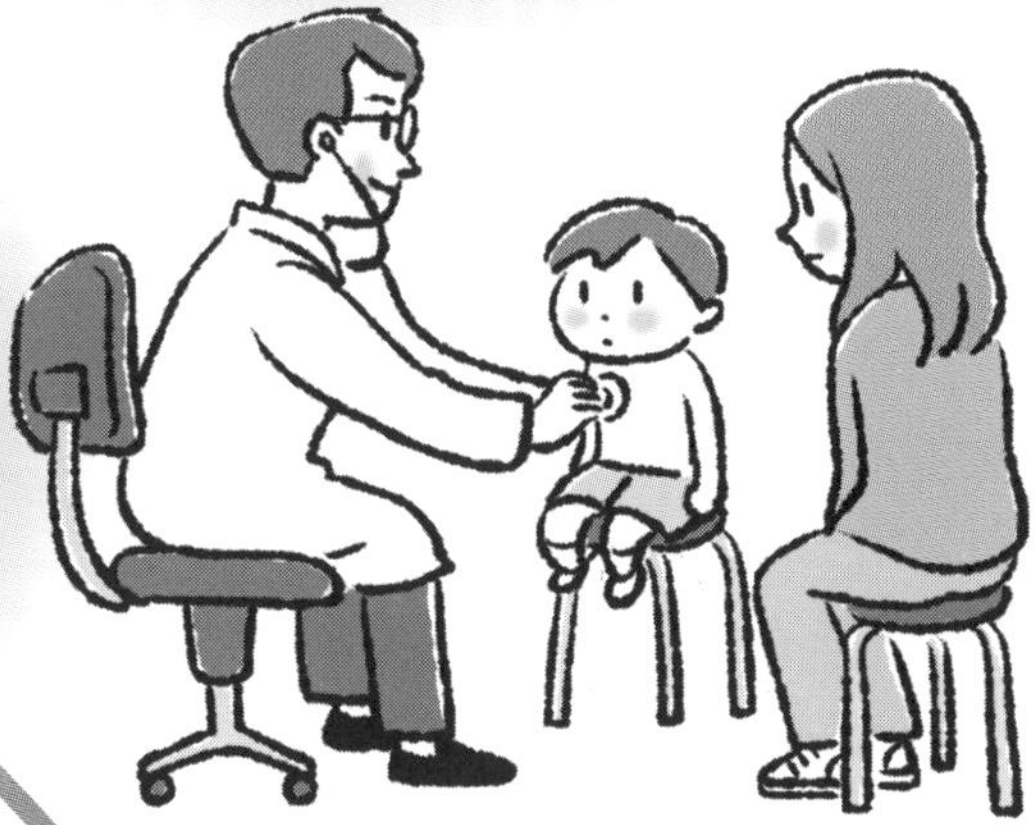

川崎病の後遺症は、長い時間をかけて血管が変化するため、定期的な検診が重要

Ⅲ コブがなくなったら

〈検診〉小瘤……1年ごと
中等瘤・巨大瘤……
半年～1年ごと
〈治療〉中止も考慮

退縮しても、10年以上かけて血管が狭窄する危険性は残るので、検診は続けます。血栓ができる心配はなくなるので、薬は止めることもあります。

Ⅴ 狭くなってきたら

〈検診〉1～3ヵ月ごと
〈治療〉のみ薬

狭窄があるため、血管の詰まりをとる薬や血管を広げる薬などを検討します。検診は、虚血があるかどうかによって、頻度が変わります。

後遺症期の検査①

超音波や心電図を基本に、定期的に受ける

超音波と心電図は、治療方針を決めたり経過を観察したりするうえで、基本となる大切な検査です。痛みもなく、何度でも受けられるので、検診ではほぼ毎回おこないます。運動時の心臓の状態をみることもあります。

超音波検査で冠動脈をチェックする

超音波検査は、急性期と同じ方法で、外来で受けます（→P34）。冠動脈の状態を調べることができ、治療方針の決定や、その後の経過観察で重要な検査です。

わかること

- 冠動脈のサイズ、コブの有無
- コブ内の血栓の有無
- 心機能の評価

後遺症期は、血栓の有無を確認することも重要です。超音波検査で冠動脈のサイズだけでなく、血栓の有無もわかります。

安静時超音波検査

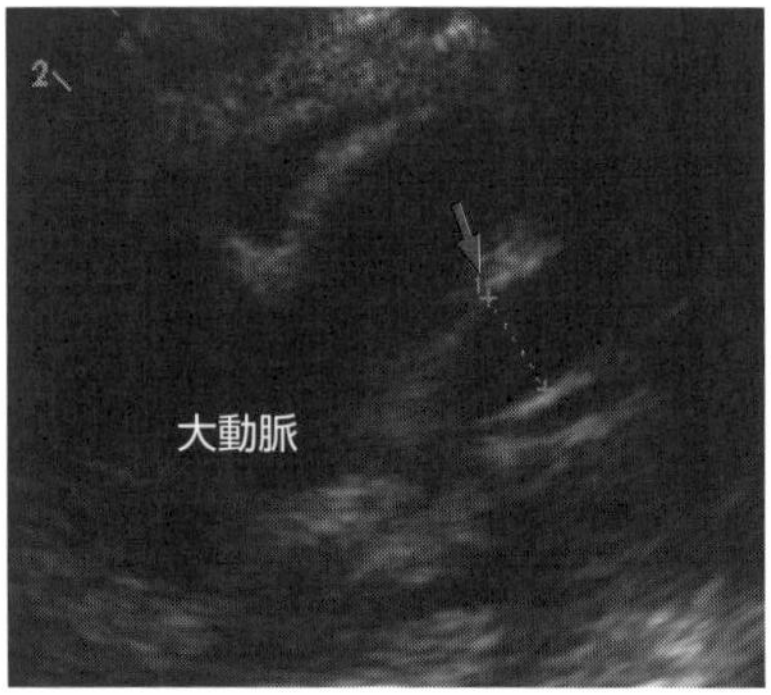

発症後1ヵ月目の左冠動脈の写真。矢印の部分に約6mmのコブ（中等瘤）がある

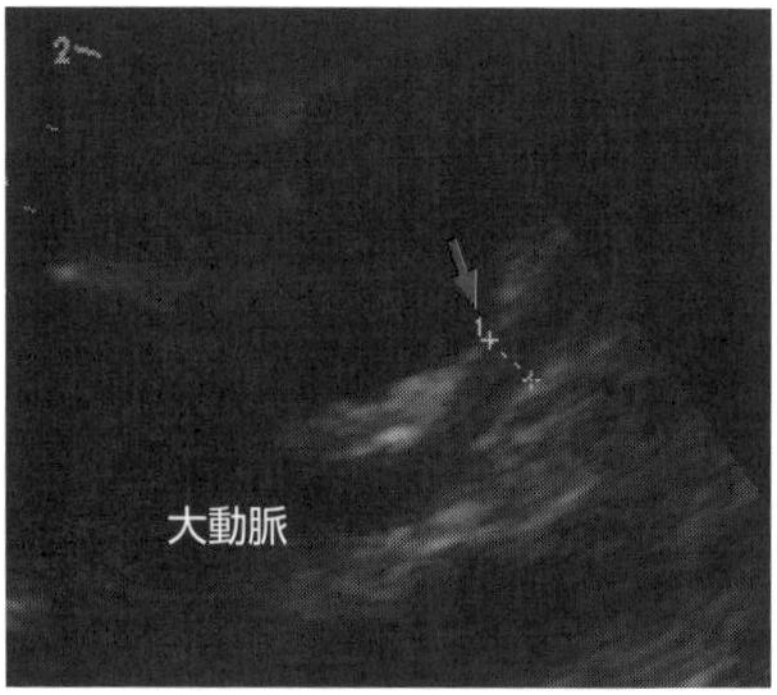

発症から4年後の写真。コブのあった部分が約3mmになり退縮している

コブがある子は運動負荷超音波検査も

運動をして、心拍数や血圧を上げた状態で超音波検査を受けると、虚血の状態を調べることができます。運動ではなく、薬を点滴して心臓に負荷をかけて調べる負荷心エコーという方法もあります。1～5年に1回受けます。

定期検診時に毎回検査を受けることになる

心臓の血管にコブがあっても症状はありません。また、コブがあると起こりやすくなる心筋梗塞も、ゆっくり詰まると症状が現れないこともあります。そのため、検診ではさまざまな検査をして、血管や心臓の状態をチェックする

心電図検査で心臓をチェックする

心電図検査は、心臓の電気的な活動を記録するものです。簡単にできて、痛みもなく、何度でも受けられます。安静時の心電図が基本ですが、コブがある場合は運動負荷心電図検査も必要です。

▼ わかること

- 運動時の心筋虚血の有無
- 心筋梗塞の有無
- 不整脈（脈が速くなるなど）の有無

運動時の心筋虚血の有無を調べます。自覚症状がなくても、心電図の波形から心筋梗塞を起こしたかどうかがわかります。急性期中に不整脈が起こった場合、後遺症期も起こりやすいので、経過をみる必要があります。

運動負荷心電図も成長したら受けたい

動くと心拍数や血流量が増えるため、狭窄が進むと運動時に虚血を起こしやすくなります。検査が受けられる年齢になったら重症度に合わせて、運動負荷心電図検査も受ける必要があります。

安静時心電図は毎回受けるのが基本

心電図検査では、不整脈や心筋梗塞の有無を調べることができるので、毎回検査します。心筋梗塞は症状が現れないこともあり、心電図検査が発見につながります。

看護師が子どもと手をつないで、規則的にジャンプさせる

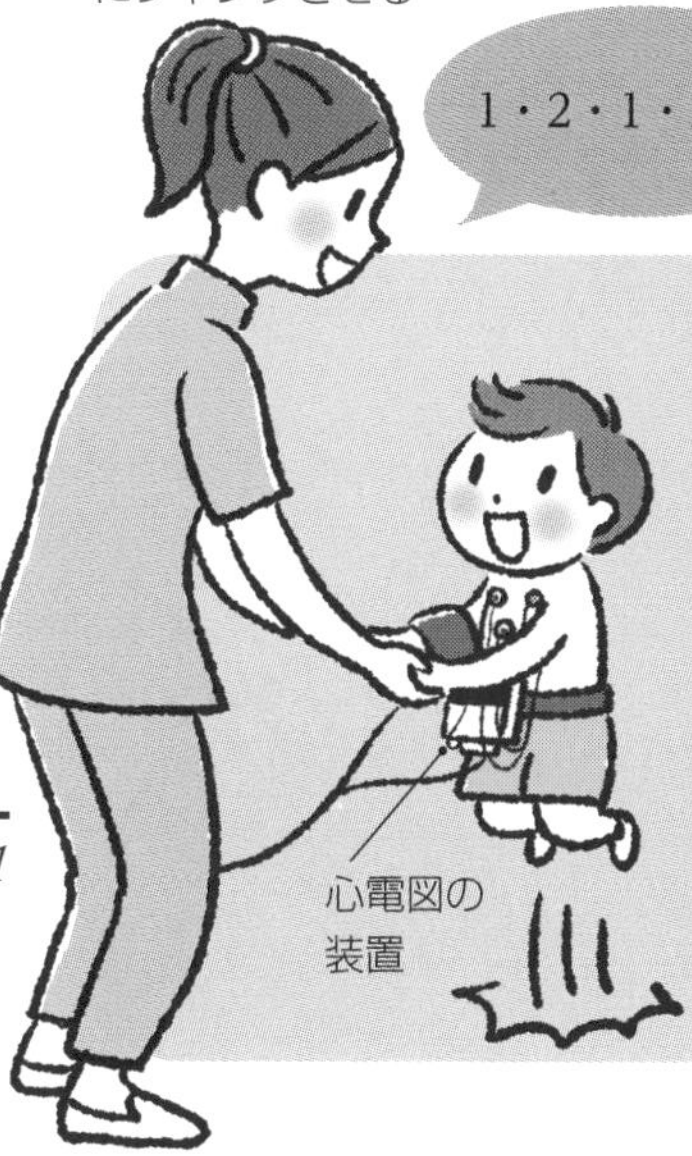

運動方法の例

- ルームランナーで歩く
- 自転車をこぐ
- 階段を上り下りする
- ジャンプする

3歳ごろからジャンプで検査することが可能です。小学生ころからは縄跳びや自転車こぎで運動負荷をかけます。

必要があります。

特に超音波と心電図の検査は、医師が経過をみて治療を検討するうえで重要です。負担が少ないため、検診ではほぼ毎回受けます。

安静時には問題がなくても、体を動かしたときに心臓に異常が起こることがあります。コブがある子には、運動で負荷をかけながら受ける超音波や心電図の検査も必要です。

コブができたらCT検査とMRI検査も必要

血管にコブができていることがわかったら、CT検査やMRI検査で血管の状態をよりくわしく調べる必要があります。大人では一般的な検査ですが、技術の向上で子どもも受けられるようになりました。

CTとMRIで全体像がわかる

CTはエックス線で、MRIは強い磁気と電磁波で、体内の画像を撮る検査です。コンピュータ上で断面図や立体図にすることで、心臓や冠動脈の全体像もわかります。

CT検査（コンピュータ断層撮影）

わかること

- 冠動脈や心臓の全体像
- 血管壁の状態・石灰化の有無
- 側副血行路（→P55）の状態

など

冠動脈全体を鮮明に撮ることができ、準備を含めても5～15分程度と、比較的短時間ですみます。乳幼児は眠る必要がありますが、体の負担が少なく受けやすい検査です。

注意点

- 放射線被ばくが少量ある
- 検査時に血管を見やすくする薬や心拍を遅くする薬を使う

など

エックス線を用いるため、放射線被ばくのリスクが少しあります。血管を見やすくする造影剤を使い、心拍数を減らす薬をのみます。

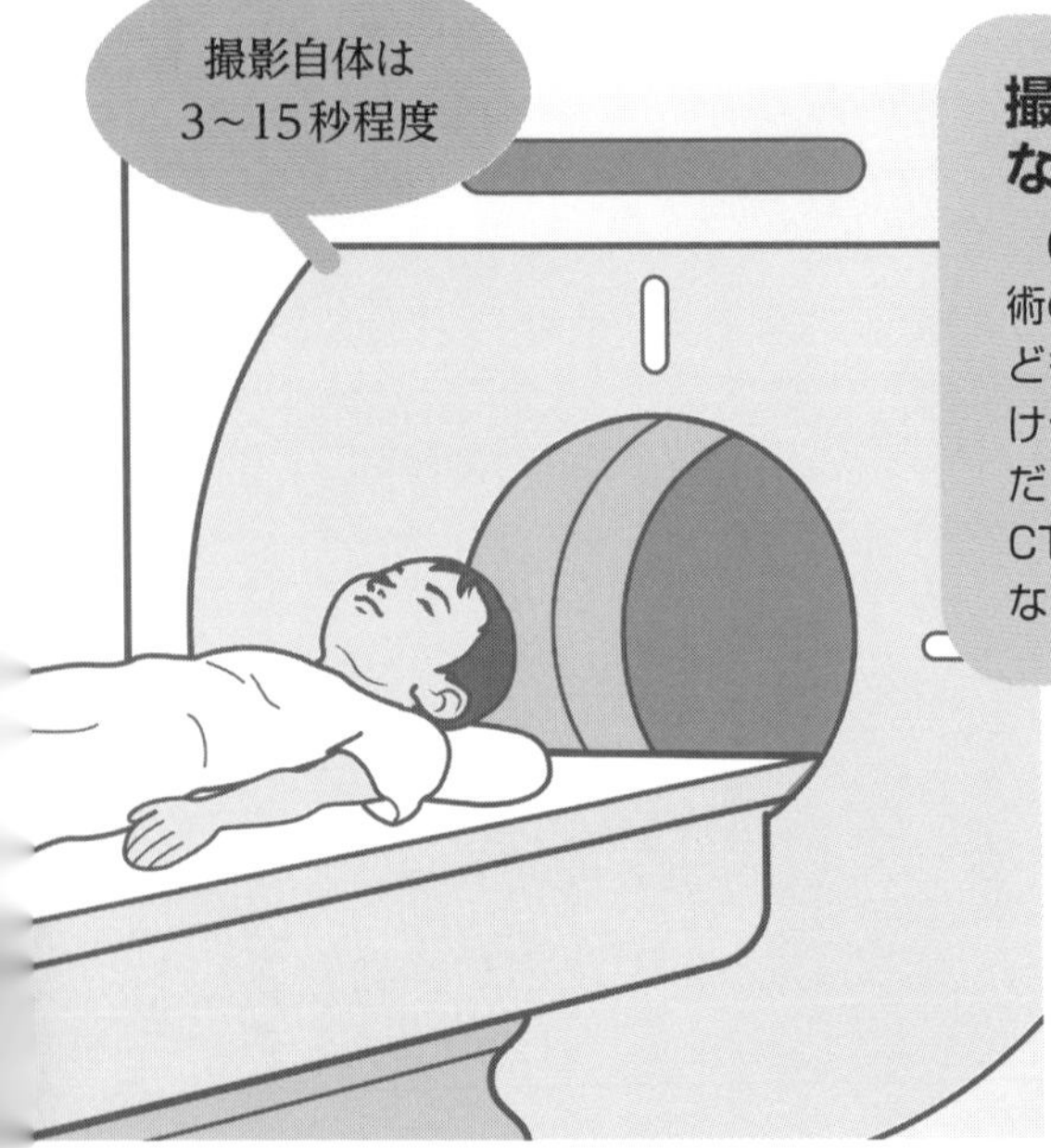

年長児になると、検査の説明をしておけば、眠る薬を使わず撮影できる子も

撮影の放射線で病気になることはない

CT検査による被ばく量は、技術の向上で低くなっています。子どもは大人より放射線の影響を受けやすいので、被ばく量をできるだけ抑える対策をとっています。CT検査により、将来がんになるなどの心配はありません。

MRI検査（磁気共鳴画像）

わかること

- 冠動脈の形や血管壁の状態
- 血栓や狭窄の有無
- 心機能

など

冠動脈だけでなく、血栓の有無や心臓の機能もわかります。エックス線を使わないので、被ばくの心配はなく、造影剤も不要で、くり返し受けやすい検査です。

注意点

- 撮影時間が長い（約１時間）
- 撮影中は暗く、大きな音がする
- 細い血管が写りにくい

など

撮影には比較的長い時間がかかります。撮影中に動くと正確な画像にならないので、乳幼児は薬で眠った状態で受けます。小学生になれば眠らずに受けられる子もいます。

退院後や一年後に受け、以降も数年に一回受ける

超音波検査は、冠動脈のコブの有無や大きさを調べるうえですぐれた検査ですが、心臓の裏側は見づらく、裏側の狭窄や閉塞《へいそく》は見つけられません。また心臓が動いている状態で調べるので、見落としがある可能性もあります。こうした短所を補うためには、超音波検査を定期的にくり返すとともに、ほかの画像検査も並行して受けることが重要です。

ＣＴ検査やＭＲＩ検査は、コンピュータ上で断面図にしたり立体図にしたりできるため、心臓の全体像や血管の内側の状態を精密に調べることができます。特にコブがある子は、定期的に受ける必要があります。

Column

撮影時はどうしても薬が必要？

子どもの冠動脈は細く、心拍数も多いので、鮮明な画像の撮影が難しいといわれています。さらに子どもが怖がり、じっとしていられない場合は、正確に撮影ができないので、検査のあいだ、薬で眠ってもらう必要があります。

ただし、すべての子どもに薬を用いるわけではありません。小さな子どもでも、じっとしていられれば薬は使わず、大きい子でも怖がる場合は薬を用います。子どもの理解度や性格を考えて、判断されます。

病院への移動中などに寝ると、検査前に薬を使っても眠りにくい。検査の直前は寝ないように工夫して

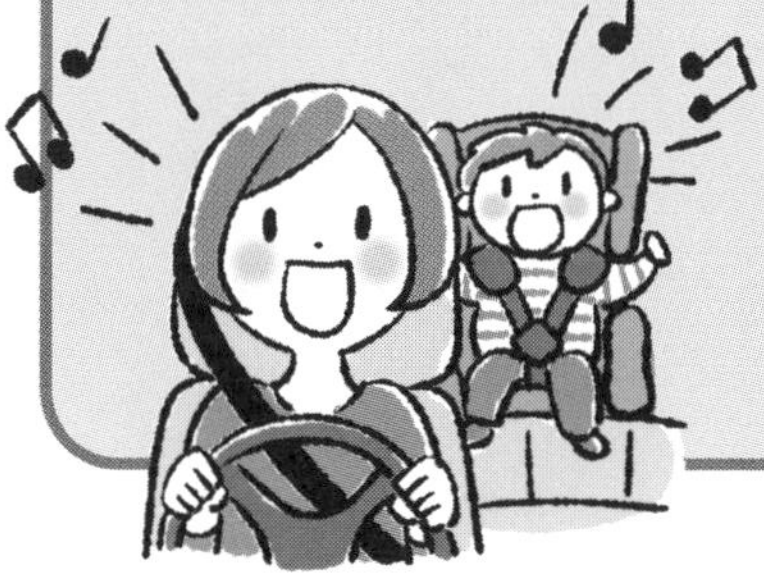

のみ薬

入院中と同じ薬が基本。コブが大きいと追加

薬での治療は、心筋梗塞を予防することが目的です。すべての子どもが、急性期から引き続きアスピリンを服用し、血栓を予防します。その後は、後遺症の重症度によって薬を終了したり追加したりします。

後遺症期に使われる薬

後遺症の有無にかかわらず、発症後２～３ヵ月間は血栓ができやすい状態なので、アスピリンを服用します。アスピリンは、血小板が固まって血栓になるのを抑える作用があります。巨大瘤は特に血栓ができやすいので、ワルファリンも必要です。

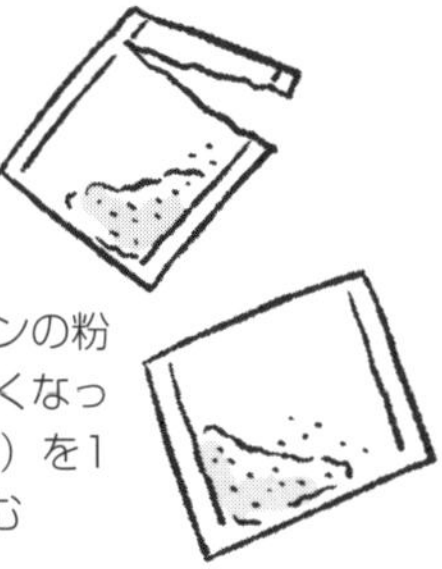

アスピリンの粉薬（大きくなったら錠剤）を1日1回のむ

<table>
<tr><th rowspan="2">重症度</th><th rowspan="2">Ⅰ Ⅱ コブなし</th><th rowspan="2">Ⅲ 退縮</th><th colspan="2">Ⅳ コブあり</th><th colspan="2">Ⅴ 狭くなった</th></tr>
<tr><th>小瘤・中等瘤</th><th>巨大瘤</th><th>(a) 詰まりなし</th><th>(b) 詰まりあり</th></tr>
<tr><td></td><td colspan="6">アスピリン（→P40）</td></tr>
<tr><td></td><td colspan="3"></td><td colspan="3">ワルファリン</td></tr>
<tr><td></td><td colspan="4"></td><td colspan="2">冠動脈拡張薬 など</td></tr>
</table>

Ⅰ Ⅱ 2～３ヵ月間はのむが以降は不要

Ⅲ コブがなくなったら中止を検討

Ⅳ コブがあれば薬が必要。巨大瘤は薬を追加

Ⅴ 詰まり具合に応じて薬を追加する

目的は命にかかわる病気を未然に防ぐこと

　コブがあると、血管が詰まったり、狭くなったりすることで、心筋梗塞など心臓の病気につながる危険性があります。後遺症期に薬を服用するのは、将来の心筋梗塞を防ぐためです。

　コブがない場合も、二～三ヵ月間は薬を服用します。コブがある場合は、重症度に合わせて薬が選択されます。別の薬と組み合わせることで、効果は大きくなります。

　痛い・苦しいなどの症状があるわけではなく、薬の効果を実感しにくいため、のみ続けるには本人と保護者の努力が必要です。急に血栓で詰まらないようにして命の危険を少しでも減らすために、薬の治療は欠かせません。

ワルファリン
（ワーファリン® など）

アスピリンとは違う作用で血液をサラサラにする

血液を固めるたんぱく質の働きを阻害することで、血栓を防ぐ作用があります。アスピリンと併用するとさらに出血しやすい状態になるので、ケガを予防し、出血時はしっかり止血します（→P75）。

服用回数・注意点

- 1日1回のむ（粉薬、大きくなったら錠剤）
- 定期的に血液検査を受け、服用量を調節してもらう
- 食べ合わせ・のみ合わせに注意（→P76）

効果の現れ方には個人差があり、血液検査をもとに服用量が調節されます。納豆など薬の効果を左右する食品や薬があるので、医師と薬剤師の話をよく聞きましょう。

アスピリン以外で使われる薬

心筋梗塞を防ぐ薬のなかで、子どもが使えるものは限られています。アスピリン以外では、ワルファリンがよく用いられます。特に巨大瘤では最低2 ～ 5年服用します。

ジピリダモール
（ペルサンチン®）

アスピリンの併用薬または代替薬として使われる

アスピリンと同じ作用で血栓を防ぐ薬です。中等瘤以上の場合に、アスピリンといっしょに使うか、アスピリンの代替薬として使います。服用は1日3回です。大人はチクロピジン、クロピドグレルという薬もありますが、子どもでは保険適用はありません。

冠動脈拡張薬、心筋保護薬

主な薬

- 硝酸薬《しょうさんやく》
- カルシウム拮抗薬《きっこうやく》
- β遮断薬《ベータしゃだんやく》　など

心臓の負担を減らし、虚血を防ぐ

冠動脈を広げたり、心筋の負担を減らしたりする作用がある薬です。主に巨大瘤で狭窄があるときに服用します。川崎病では子どものうちに服用することは少なく、服用するとしても年長児以降です。

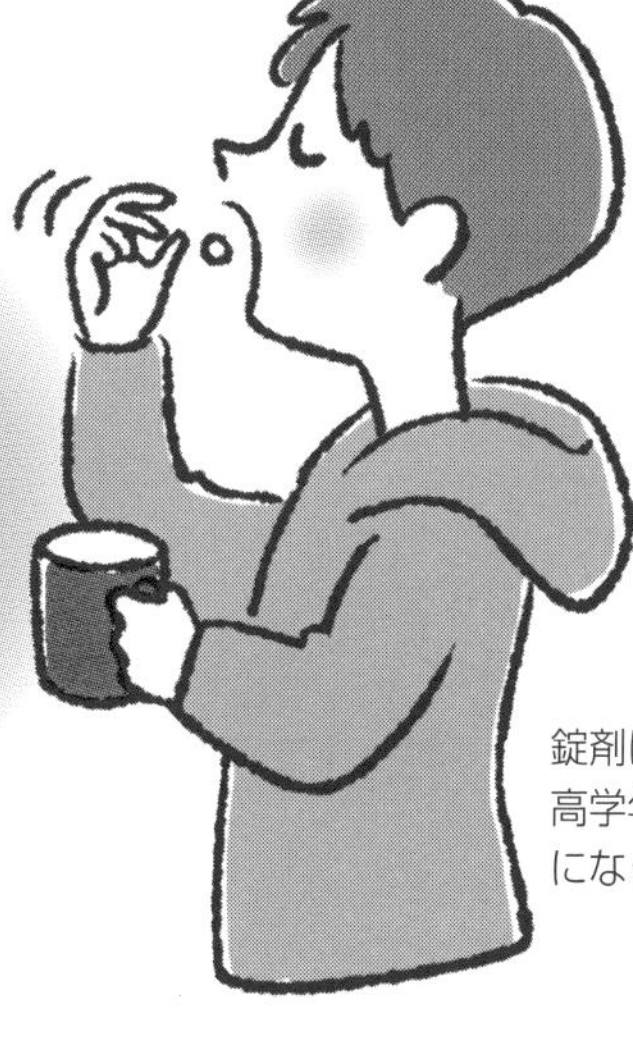

錠剤は、小学校高学年や中学生になってから

薬以外の治療

血管が詰まりそうならカテーテル治療か手術

狭窄が重度になった場合は、外科的な治療を検討します。血管を広げるカテーテル治療や、ほかの血管で迂《う》回《かい》路《ろ》を作るバイパス手術があります。近年、手術が必要になる例はごく少数です。

手術するかの判断には心臓カテーテル検査が必要

心臓カテーテル検査は、川崎病の検査で最も信頼されていますが、体への負担も大きい検査です。コブや狭窄がある場合、特に手術を検討するときには必ず受けます。

検査方法

入院して全身麻酔で検査を受けます。脚のつけ根の血管から、カテーテルという細い管を入れます。大きくなれば局所麻酔で、腕の血管から入れられます。カテーテルを心臓まで進め、冠動脈の入り口で造影剤を注入して、エックス線で血管の状態を映します。

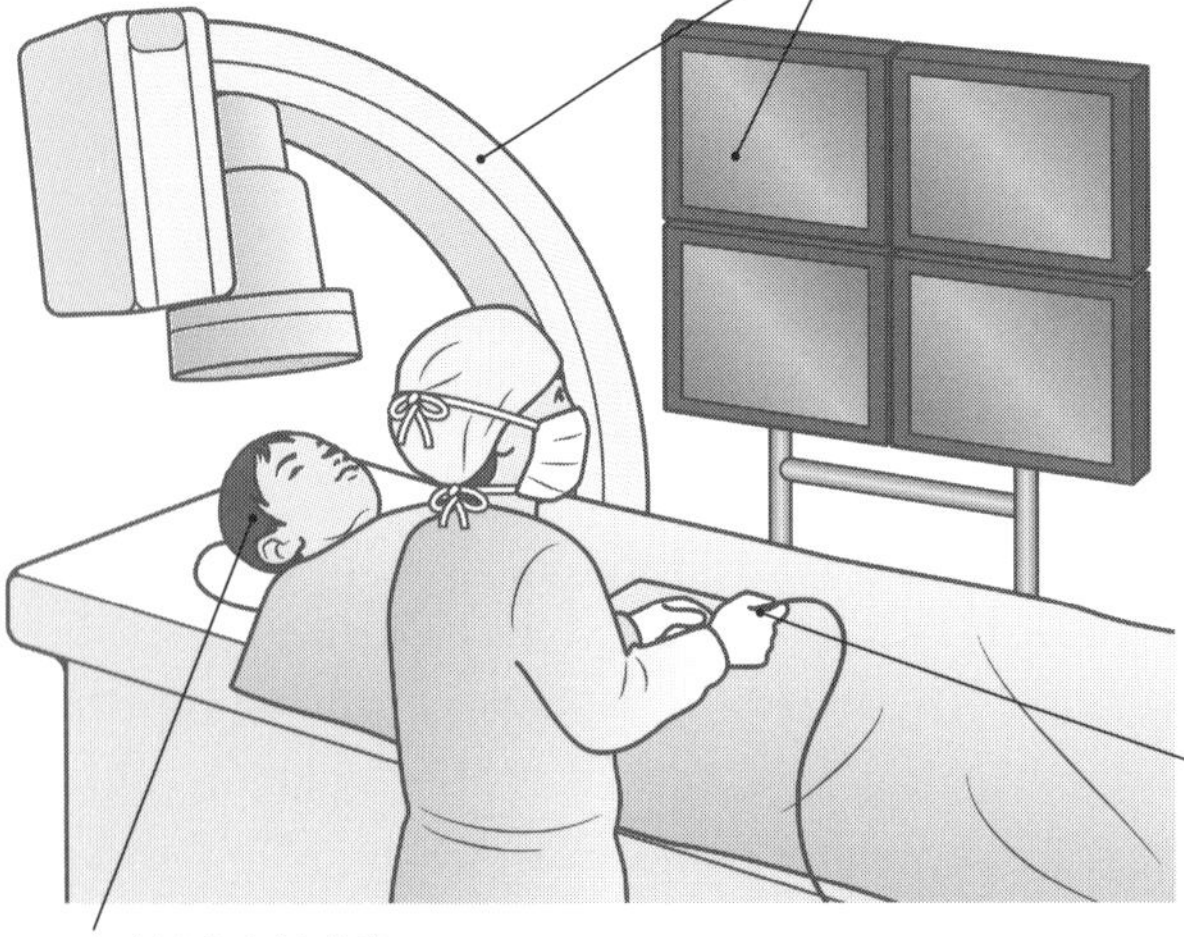

- **入院日数**
  ……3～4日間
- **検査時間**
  ……1～2時間（撮影自体は約30分）

子どもが検査の説明を理解できる年齢であることが多いので、入院や検査について事前に説明しておきましょう。

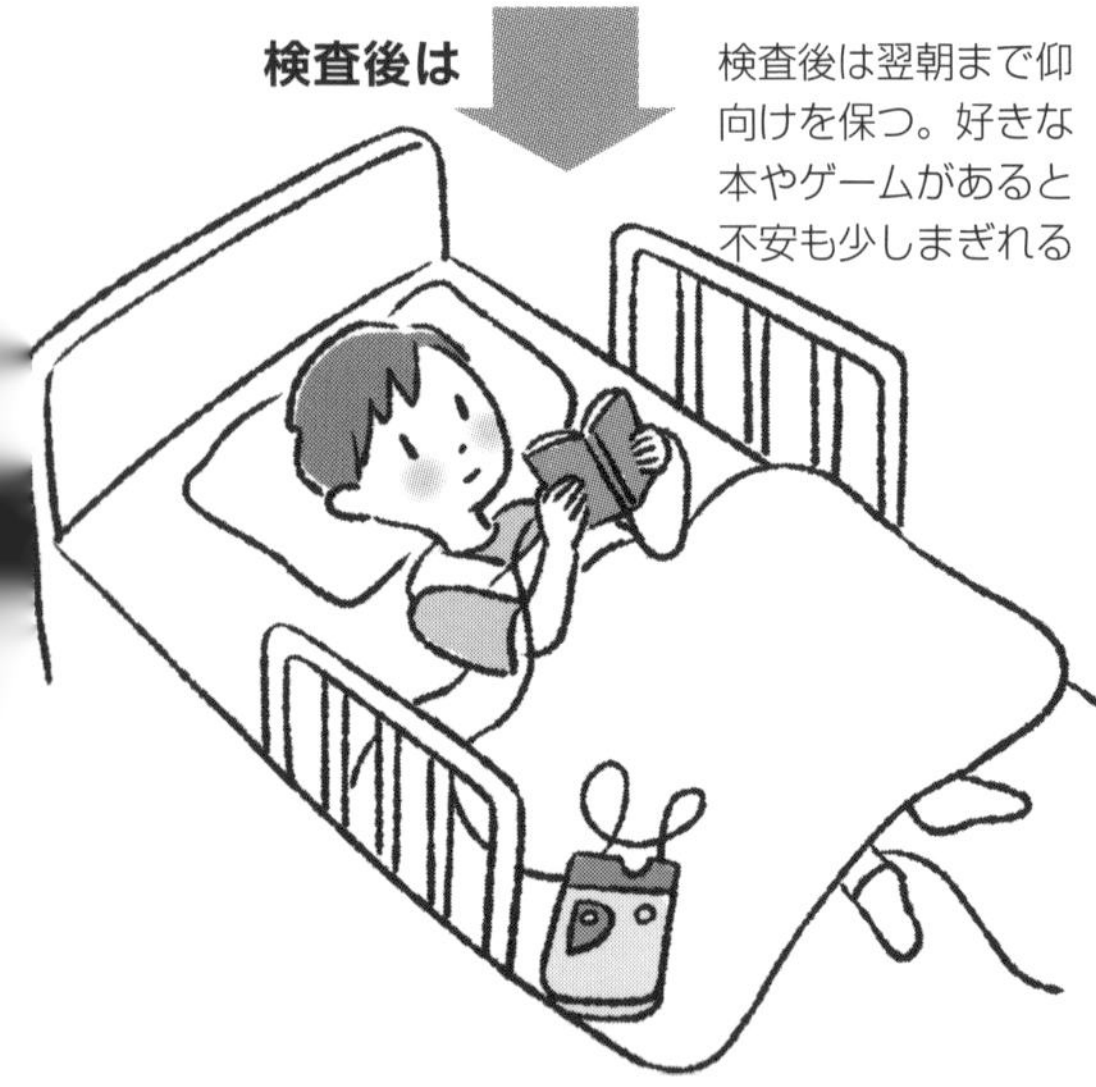
検査後は
検査後は翌朝まで仰向けを保つ。好きな本やゲームがあると不安も少しまぎれる

わかること・注意点

- **血管の内腔や血流の状態**
- **コブの大きさ、形、数**
- **心臓の弁の動き、心機能異常の有無**

非常にまれですが、カテーテルで血管や神経が傷つくほか、皮下出血、不整脈、感染などが起こることがあります。造影剤のアレルギーで血圧低下などを起こす可能性もあるので、検査後は安静にして様子を見守ります。

カテーテル治療か手術で血流を確保する

狭窄が進んだら心筋梗塞を起こす前に、薬以外の治療法を検討します。大人の心筋梗塞の治療を応用しますが、どの医療施設でも受けられるわけではありません。主治医とよく相談し、実績のある医療施設を選びましょう。

川崎病の血管の変化に合わせて判断される

近年、カテーテル治療やバイパス手術が必要になる子はまれです。巨大瘤で狭窄がある場合などに選択されます。しかし、側副血行路が発達するなどして血流が十分あれば、主治医や心臓外科医に手術が不要と判断されることもあります。

川崎病後の心臓の血管は石灰化して硬いので、カテーテル治療の場合はドリルで削る方法がベストです。体格が成人並みになる、中高生くらいから受けられます。

バイパス手術は、体重一五キロ以上の体格になれば受けられ、将来の経過も安定しています。手術後一年以内に狭窄しなければ、その後の狭窄はほぼありません。

カテーテル治療

血管にカテーテルを入れて、ダイヤモンドの粉をまぶしたドリル（ロータブレーター®）で硬くなった血管の内側を削ります。手術に比べて体への負担は少ないですが、再治療が必要になることもあります。

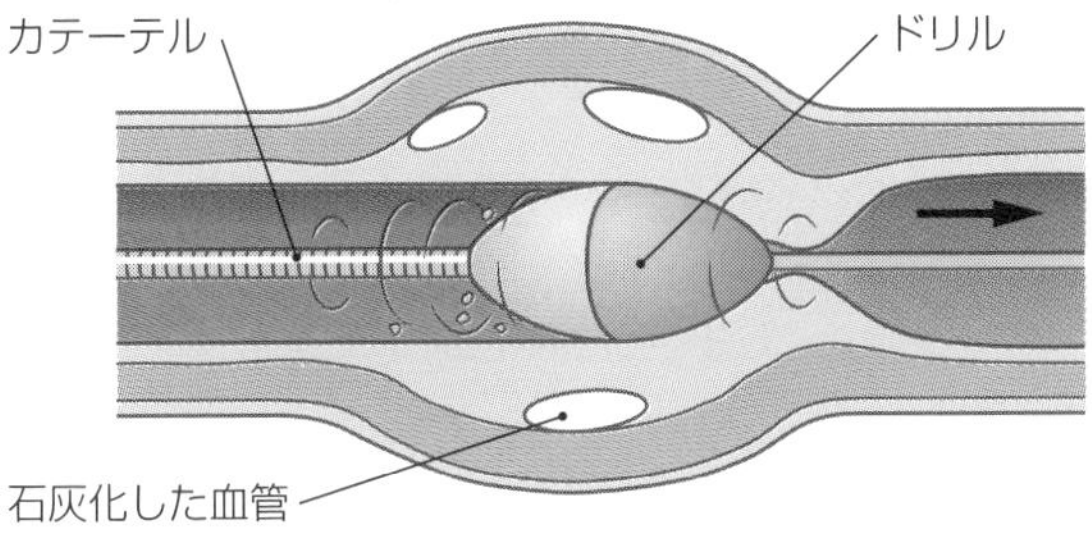

削った破片は赤血球より小さいので、どこかの血管を詰まらせるおそれはない

バイパス手術

体の別の部位の動脈を利用し、詰まった冠動脈の先につないで、血液の迂回路を作ります。重症の場合にも、心臓の血流は確実に回復しますが、胸に傷ができたり、体への負担は大きくなります。

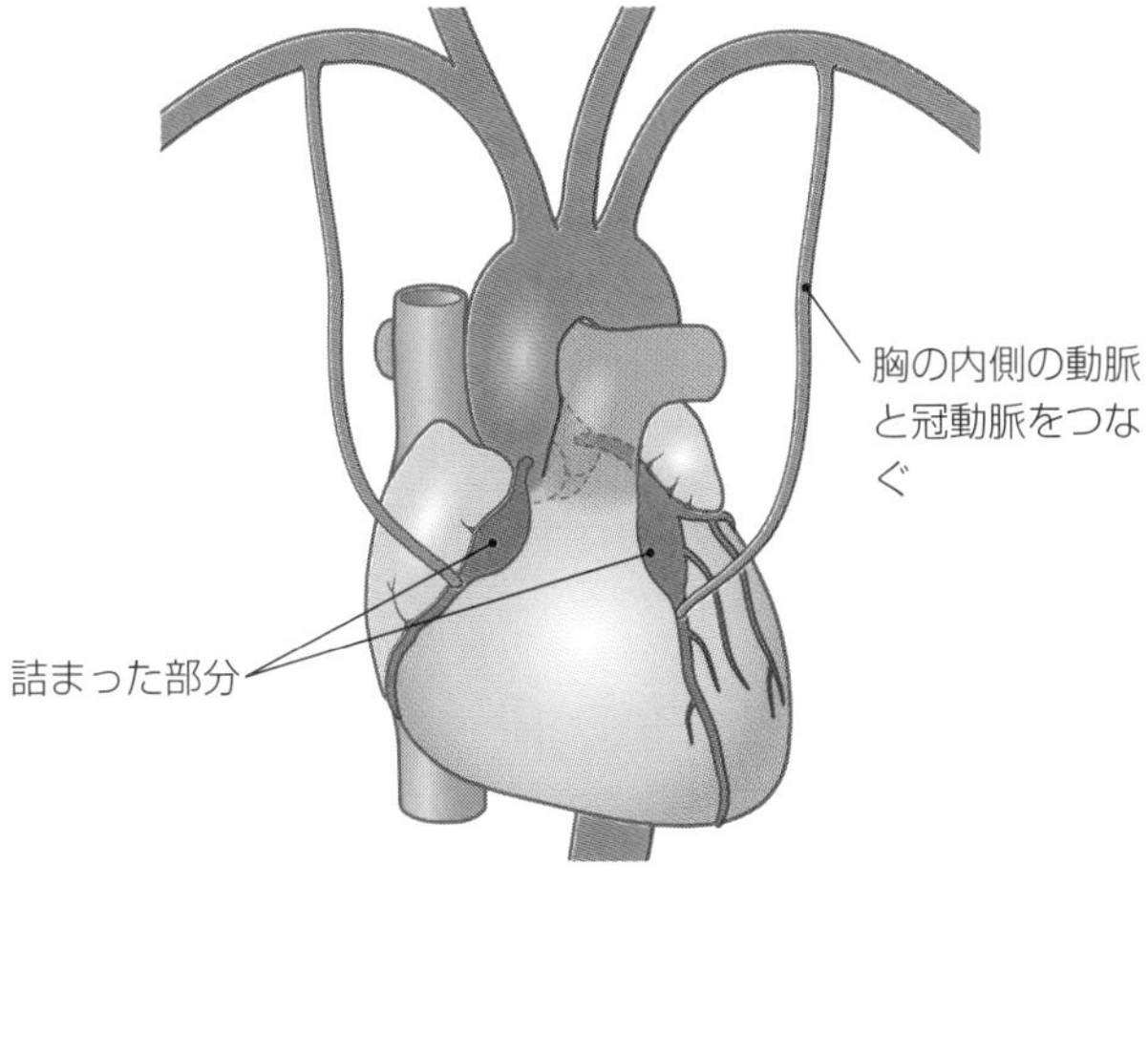

Column

残ったコブの治療には公的な支援がある

医療費が自己負担なし、または少額負担ですむ

川崎病は、急性期と後遺症期を合わせて、治療期間が長期化しがちです。医療費の負担も大きくなるため、公的な支援制度を知っておきましょう。

後遺症が残らない場合でも利用できるのは、「乳幼児医療費助成制度」です。都道府県と市町村が実施するもので、医療費や薬剤費の助成を受けることができます。

冠動脈瘤が残って治療を継続している場合は、「小児慢性特定疾病医療費助成制度」があります。前述の助成制度が切れたあと、一九歳までの医療費の助成が受けられます。毎年更新の手続きが必要ですが、後遺症がある子どもには大きなメリットがあります。

一般的な医療制度でも、医療費の負担を抑えてくれる「高額療養費制度」か「限度額適用認定証」があります。「医療費控除」では通院の交通費も対象になっているので、主治医が遠方の人はぜひ利用してください。

利用できる主な制度

- 未就学児………乳幼児医療費助成制度
- 小・中学生…… 小児（子ども）医療費助成制度
- 19歳まで…… 小児慢性特定疾病医療費助成制度
- 成人……………身体障害者手帳、心臓機能障害3級または4級

病院や自治体の福祉相談窓口で、どんな支援があるかを聞いてみよう。申請の条件や方法も教えてもらえる

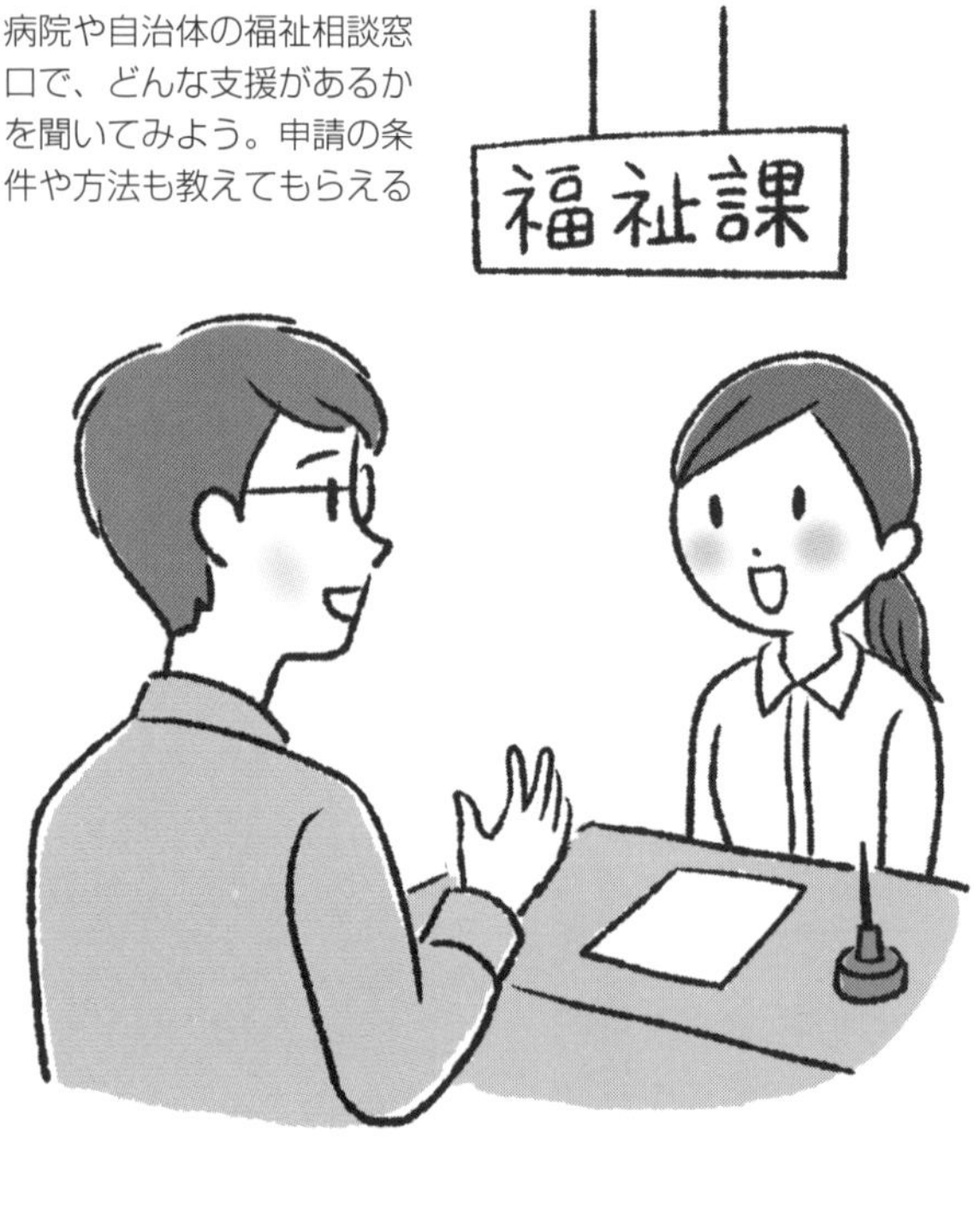

第4章

気をつけることは?
後遺症期の生活

後遺症期は、ほぼ元どおりの生活に戻ることができます。
服薬中は注意点がありますが、多くの子は運動制限がまったくありません。
予防接種や通園・通学も、
かかりつけ医や園・学校と相談しながら再開します。

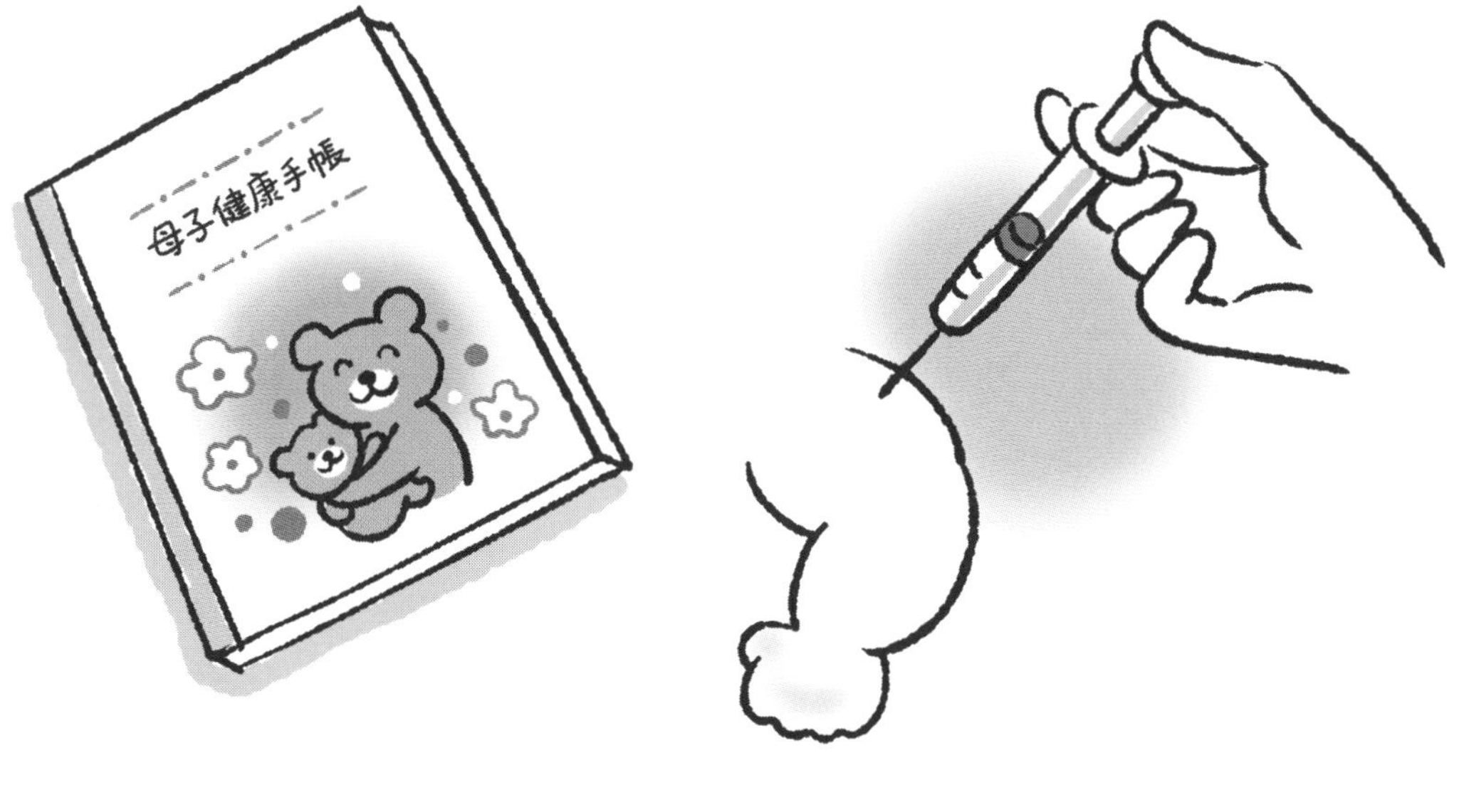

退院後の生活制限

コブが大きくなければ制限はまったくない

退院後は、ほぼ制限なく元の生活に戻ることができます。多くの子は後遺症がなく、まったく制限はありません。後遺症が残った子も、注意が多少必要なものの、ほとんど制限なく生活できます。

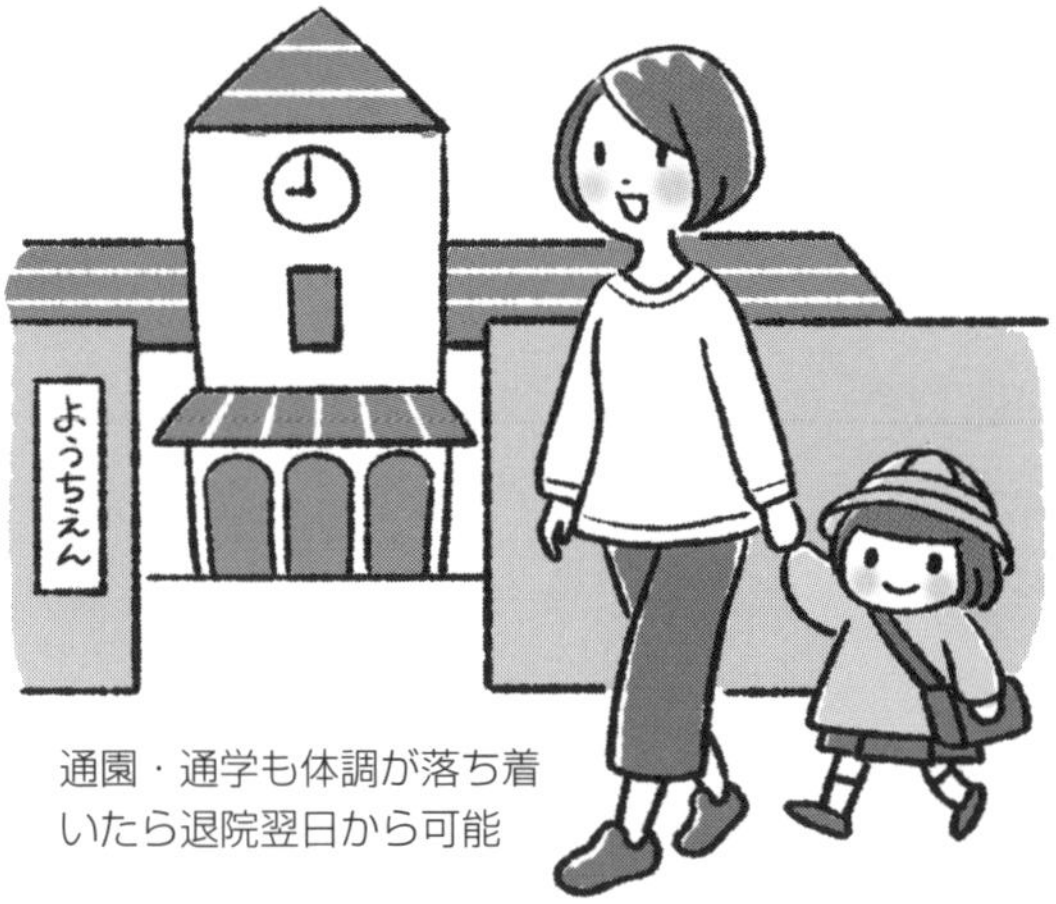

通園・通学も体調が落ち着いたら退院翌日から可能

退院後の生活の基本

退院後は、川崎病になった子も、川崎病になっていない子と基本的に同じ生活ができます。血管のコブが大きい場合や狭窄《きょうさく》がみられる場合など後遺症が重いと、少し注意が必要です。

Ⅰ Ⅱ Ⅲ Ⅳ 小瘤《しょうりゅう》・中等瘤《ちゅうとうりゅう》

制限はまったくなく服薬中のケガに注意

後遺症がない場合や、コブがそれほど大きくない場合は、生活上の制限はまったくありません。幼稚園・保育園、学校生活も元どおりにできます。薬を服用していると出血しやすいので、ケガには注意します（→P74）。

Ⅳ 巨大瘤《きょだいりゅう》、Ⅴ

運動や食事に一部注意点がある

コブが大きい場合や狭窄している場合は、激しい運動を制限することがあります。服用する薬によっては、避ける食品もあります。しかしきちんと治療と検診を続けていれば、心配しすぎる必要はありません。

今までどおりの生活に戻ってよい

かつて川崎病は、子どもの心筋《しんきん》梗塞《こうそく》が心配される病気で、学校生活で過剰な制限がおこなわれたこともありました。しかし治療法が確立した現在、重い後遺症をもつ子どもはまれになりました。

保護者の禁煙も重要

川崎病になると、将来の動脈硬化に注意が必要だといわれています（→P88）。まずは、同居する家族が禁煙することが重要です。家族が喫煙していると、受動喫煙の害が子どもに及び、将来子ども自身の喫煙習慣につながりやすくなるためです。

かかりつけ医に報告と相談をしよう

川崎病に関しては川崎病の主治医を受診しますが、一般的な感染症にかかったときや予防接種するときは、かかりつけ医を受診します。後遺症期になったら、川崎病の治療や経過について報告しておきましょう。

報告・相談のしかた

1 川崎病の主治医に紹介状か川崎病急性期カードをもらう

2 紹介状などを持ってかかりつけ医へ

紹介状や川崎病急性期カードなど、病状や治療の記録があると報告しやすくなります。それらをもとに予防接種など今後について、かかりつけ医と相談しましょう。

薬について

川崎病の主治医と連携してもらうことで、かかりつけ医から川崎病の薬を処方してもらうこともできます。また、薬の作用で出血しやすくなり、ケガで出血が止まらないときなどにもすぐ受診できます。

体の状態について

急性期の治療や後遺症の病態をかかりつけ医に知っておいてもらうと、予防接種のスケジュールを組みやすくなります。ワクチンによっては、急性期の治療から一定の期間を空ける必要があるためです（→P72）。

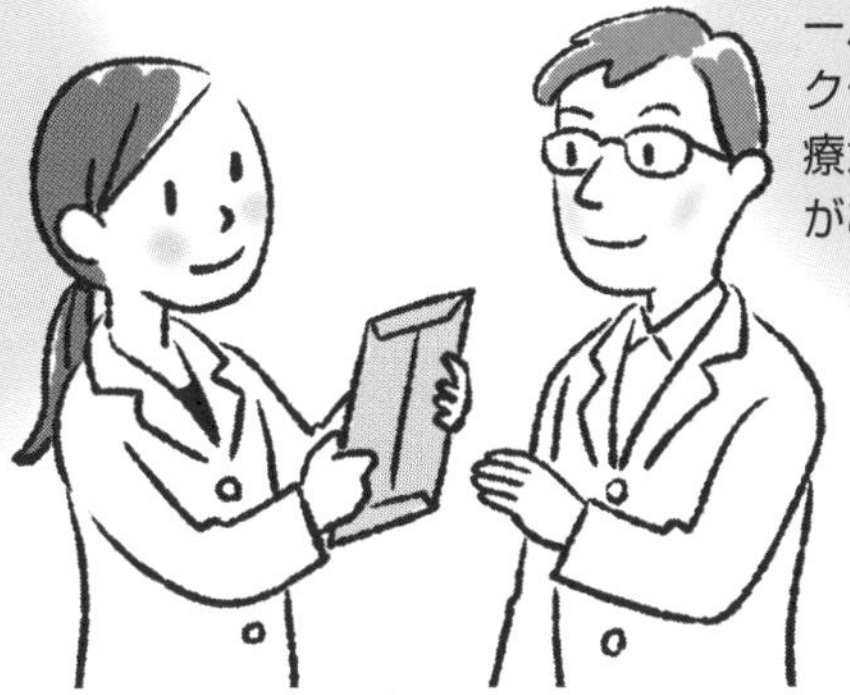

川崎病の主治医に、「かかりつけ医に報告したい」と伝えれば、紹介状などを用意してくれる

インフルエンザと水ぼうそうにかかったら、アスピリンを一旦中止

アスピリンを服用中にこれらの感染症にかかると、まれに「ライ症候群」という病気になる可能性があります。アスピリンを一時中止し、感染症が治ったら服用を再開します。アスピリンの効果は長く続くので、感染症が治ってから服用を再開すれば心配はいりません。予防接種で感染症を防ぐことも重要です。

多くの子どもは後遺症がなく、退院後も今までどおりの生活に戻ることができます。幼稚園や保育園、学校での生活も、まったく制限はありません。

後遺症が重度だと、運動を一部制限する場合があります。しかし、運動や食事、集団生活は子どもの成長にとって重要です。運動も、できる範囲内で積極的におこなうことが勧められます。医師や担任の教師と十分に相談しましょう。

予防接種

生ワクチンは治療後六カ月たったら再開

子どもは予防接種が多く、一歳前後は特に多い時期です。後遺症期になれば予防接種も受けられますが、急性期の治療後にはしばらくは打てないワクチンもあります。かかりつけ医とスケジュールを見直しましょう。

急性期の治療の影響でしばらく接種できないものがある

川崎病になりやすい年齢は、予防接種の多い時期と重なります。予防接種は、病気の発症や重症化を防ぐために重要です。後遺症期になったら再開しましょう。

しかし急性期治療の影響で、ワクチンを接種しても十分な効果が得られなかったり、ワクチンが原因で感染症を発症したりするおそれがあります。ワクチンの接種後すぐ、川崎病を発症して急性期の治療を受けると、ワクチンの効果が得られない場合もあります。

いつ、何を接種するかは、急性期治療の時期やワクチンの種類などから判断します。かかりつけ医とともに、スケジュールを見直すのが確実です。

予防接種の効果が左右されるものがある

急性期の治療の影響で効果が弱くなるのは、ワクチンのなかの「生ワクチン」という種類です。感染症の原因となるウイルスや細菌を、症状が出にくくなるよう加工し毒性を弱めたものです。

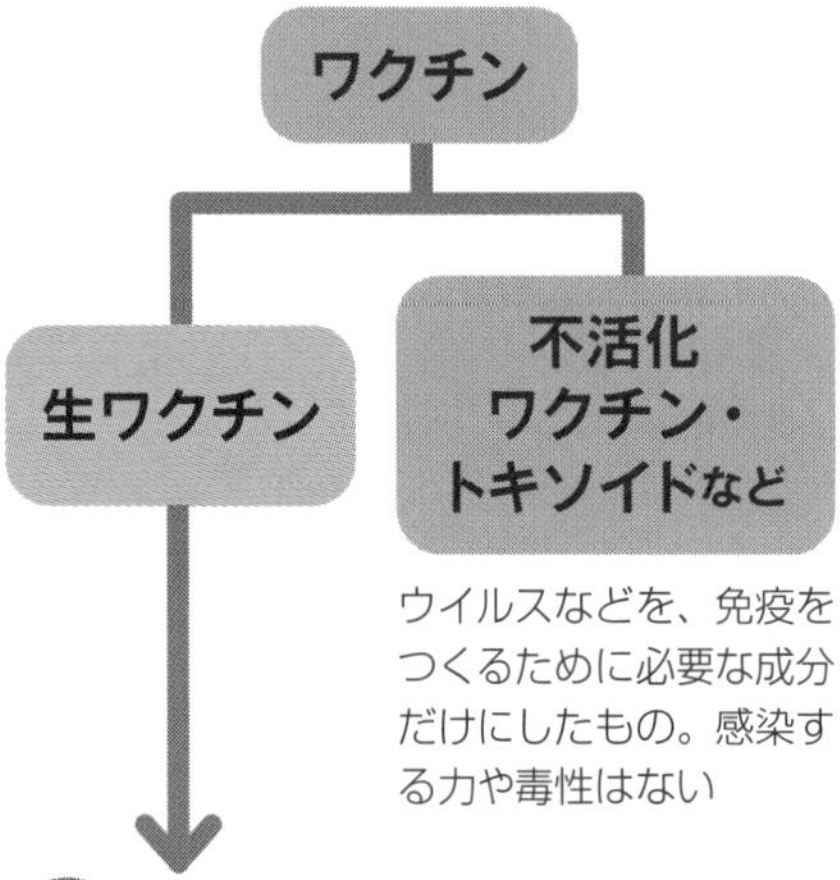
ワクチン
生ワクチン
不活化ワクチン・トキソイドなど
ウイルスなどを、免疫をつくるために必要な成分だけにしたもの。感染する力や毒性はない

▼効果が弱くなる生ワクチン

- MR（麻疹《ましん》風疹《ふうしん》混合）
- 水痘《すいとう》（水ぼうそう）
- おたふくかぜ

生ワクチンのうち上記の3つは、接種と免疫グロブリン療法の間隔が空いてないと、ワクチンの十分な効果が得られません。生ワクチンにはBCGとロタウイルスもありますが、これらは間隔を空ける必要はありません。

急性期に抗TNF-α薬を使った子は全部

抗TNF-α薬（→P45）は効果が長く続くため、生ワクチンを接種すると感染症を発症する可能性があります。すべての生ワクチンで、治療後６ヵ月以上など十分な期間を空けてから接種します。川崎病の主治医と相談しましょう。

スケジュールは かかりつけ医と相談

後遺症期に入ったら受けられるものと、急性期治療後6ヵ月以上空けるものがあります。治療日と今までの予防接種の状況、さらに地域での流行状況を考えながら、いつ、何を接種するか、かかりつけ医とスケジュールを立てましょう。

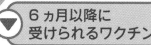

原則として子どもは母子健康手帳がないと予防接種ができない。相談時も母子健康手帳を持参しよう

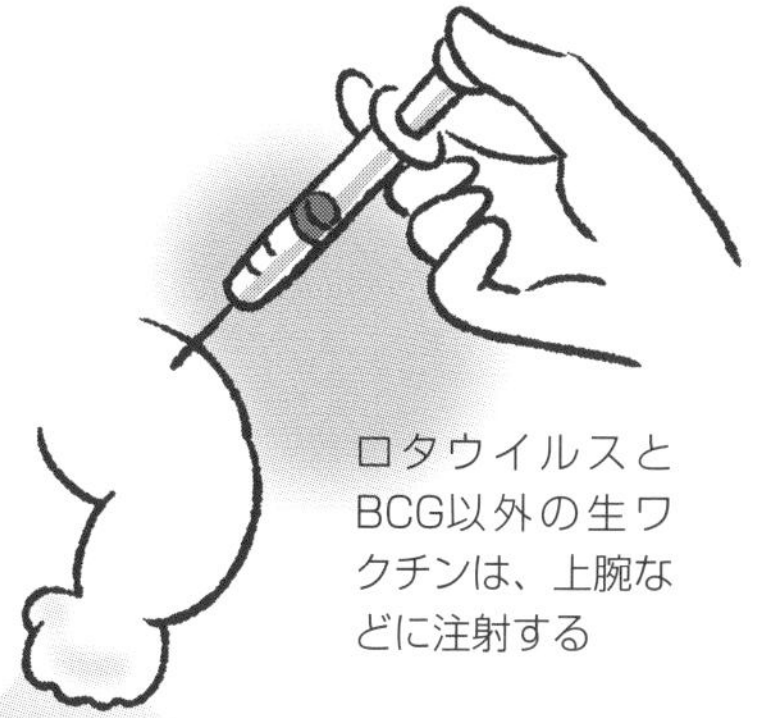

ロタウイルスとBCG以外の生ワクチンは、上腕などに注射する

▼ 後遺症期に入ってすぐに受けられるワクチン

生 BCG、ロタウイルス

他 インフルエンザ、Hib《ヒブ》、日本脳炎、肺炎球菌、四種混合、B型肝炎、新型コロナウイルス* など

BCGやロタウイルスは生ワクチンですが、後遺症期に入れば接種できます。アスピリンを長く服用する場合は、特にインフルエンザの予防接種を受けておくことが勧められます。

15日前

発症・治療

急性期

1ヵ月

後遺症期

6ヵ月

再接種が必要な場合がある

MR、水痘、おたふくかぜのワクチン接種後、14日以内に免疫グロブリン製剤を点滴した場合は、十分な抗体が得られない可能性があります。血液検査で免疫を調べ、不十分ならもう一度接種する必要があります。

▼ 6ヵ月以降に受けられるワクチン

生 MR、水痘、おたふくかぜ

3本同時接種も可能ですが、1本ずつならMR、水痘、おたふくかぜの順が理想です。指示どおりに受けましょう。

自治体の窓口に相談を

おたふくかぜは自費ですが、MRと水痘などの定期接種には救済制度があります。川崎病が原因で定期接種の時期をすぎても無料で接種でき、再接種が必要な場合も自己負担なしでできることもあります。自治体の窓口に問い合わせましょう。

* 接種対象は12歳以上または18歳以上

運動

服薬中はケガに注意しつつ積極的に運動を

運動は、子どもが健康な体をつくり、のびのびと成長していくために重要です。ほとんどの子に運動の制限はありません。後遺症が重い場合でも、できる範囲内で積極的に運動しましょう。

運動制限はほぼないので体をいっぱい動かそう

ほとんどの子は、同年代の子どもと同じように自由に運動ができます。後遺症の重い子も、胸の痛みなどを感じたら運動をいつでも止めることができる環境で、たくさん体を動かしましょう。

後遺症のない子や小瘤・中等瘤の子は自由に

運動の制限はありません。幼稚園・保育園ではほかの子どもと同じように自由に遊ばせることができます。学校では体育の授業のほか、運動の部活動もできます。薬をのんでいるあいだは出血しやすいので、ケガに注意しましょう。

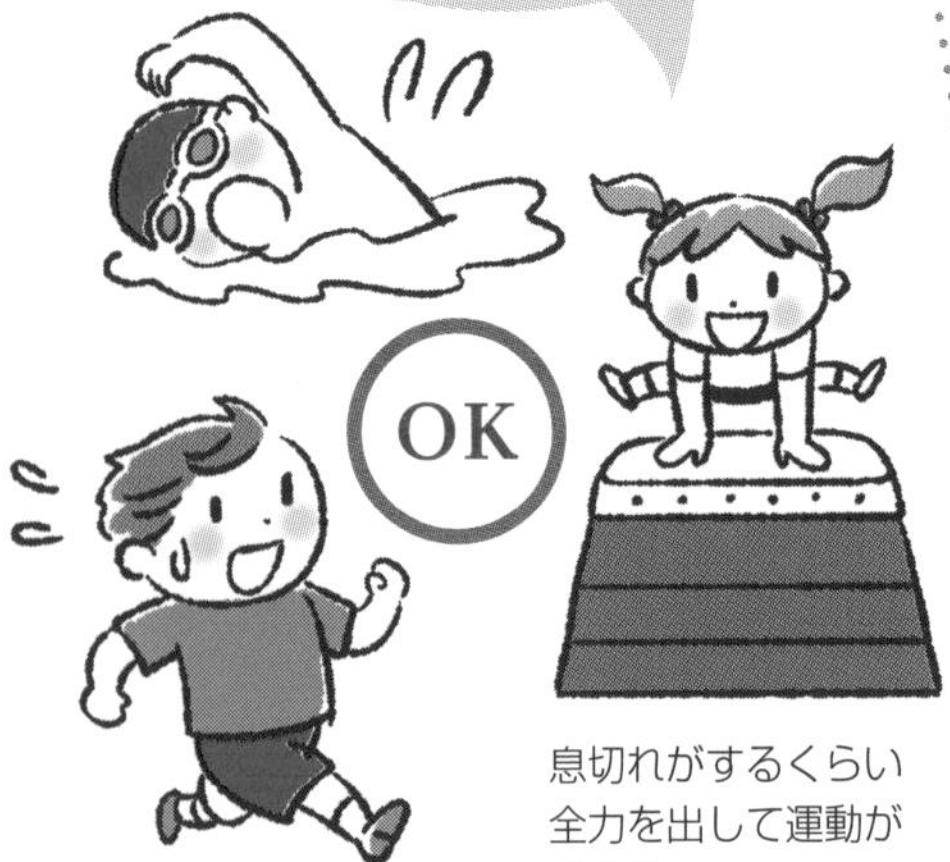

息切れがするくらい全力を出して運動ができる

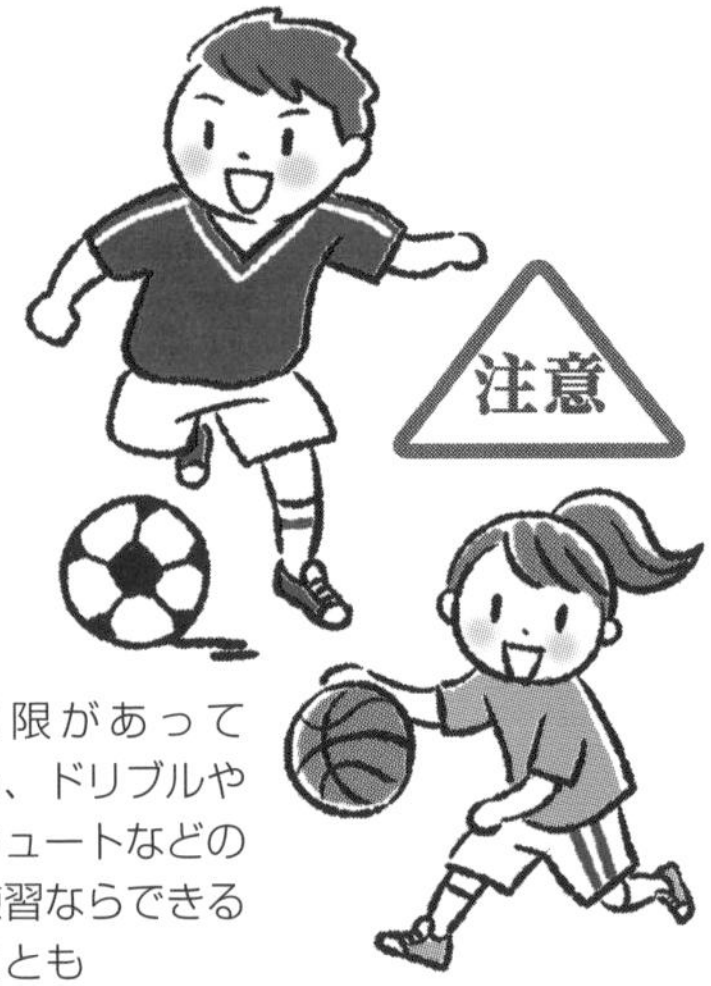

制限があっても、ドリブルやシュートなどの練習ならできることも

巨大瘤や狭窄がある子は少し注意

本人が異変を感じたら無理せず休める環境をつくり、運動をすることが重要です。薬を2つ以上のんでいると出血しやすいので、ほかの子と体がぶつかるような運動は医師に相談を。

Dr.からひとこと

「ここまでできる」とプラスに考えよう

運動制限は「できない」「ダメ」と否定的にとらえるのではなく、「ここまでできる」という前向きな目安としてとらえてほしいと思います。体の負担にならない範囲で、のびのびと運動させ、子どもの成長を応援してほしいですね。

出血したときの対処法を知っておこう

子どもは日常的にケガしやすいものですが、運動時は特に増えます。アスピリンやワルファリンを服用していると、出血しやすく止血しにくい状態です。幼稚園や保育園、学校にも伝えて、正しく対処しましょう。

すり傷、切り傷のとき

傷口が汚れていたら水道水で洗い流し、清潔なガーゼやハンカチをあてて、上から手で圧迫します。通常は2 ～ 3分で止血できますが、服薬中は5 ～ 10分かかる場合があります。長めに圧迫しましょう。

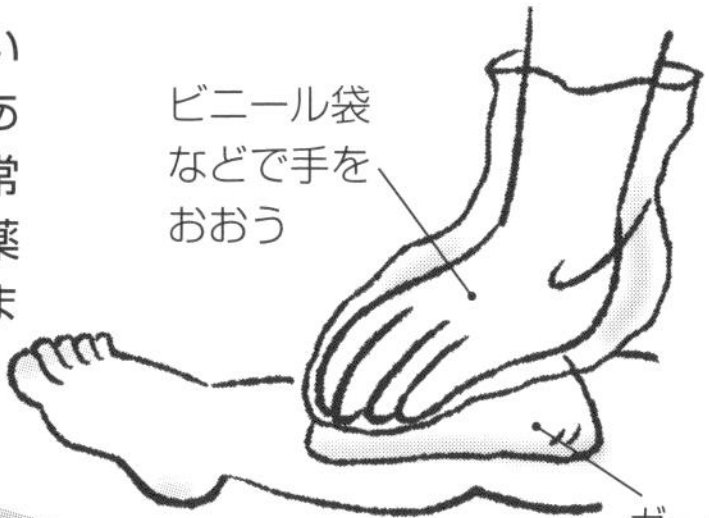

ビニール袋などで手をおおう
ガーゼなどで傷を押さえる

15分以上出血が続いたら医療機関へ

出血がひどいときだけでなく、少量でもタラタラと出血が続く場合は、かかりつけ医に連絡し、必要なら受診します。

鼻血が出たとき

ほとんどの場合、座って軽く下を向き、鼻を強く押さえると出血が止まります。ガーゼを切って鼻の穴につめ、鼻をつまんでもいいでしょう。

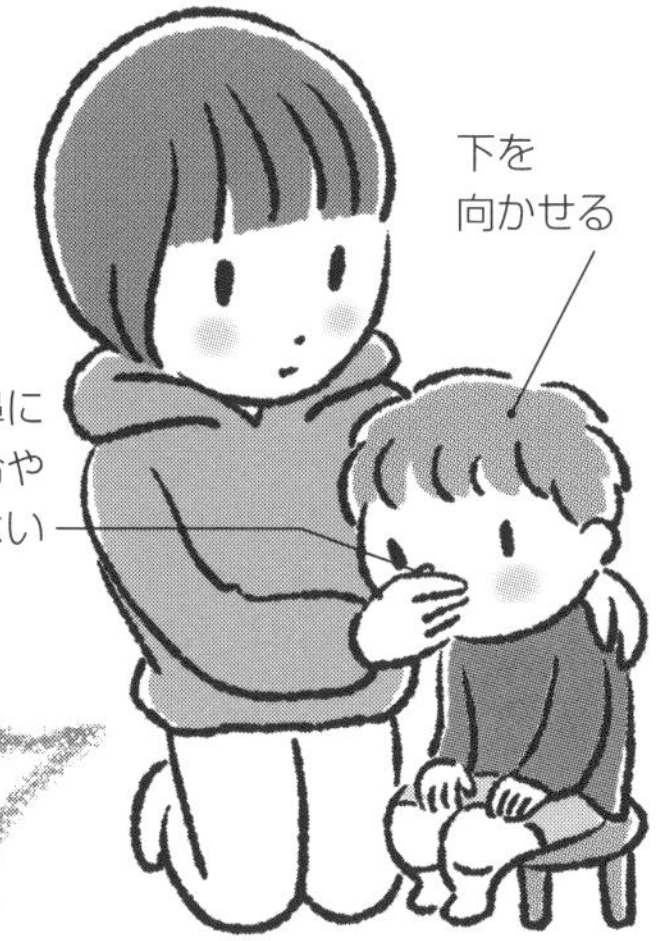
下を向かせる
額から鼻にかけて冷やすのもよい

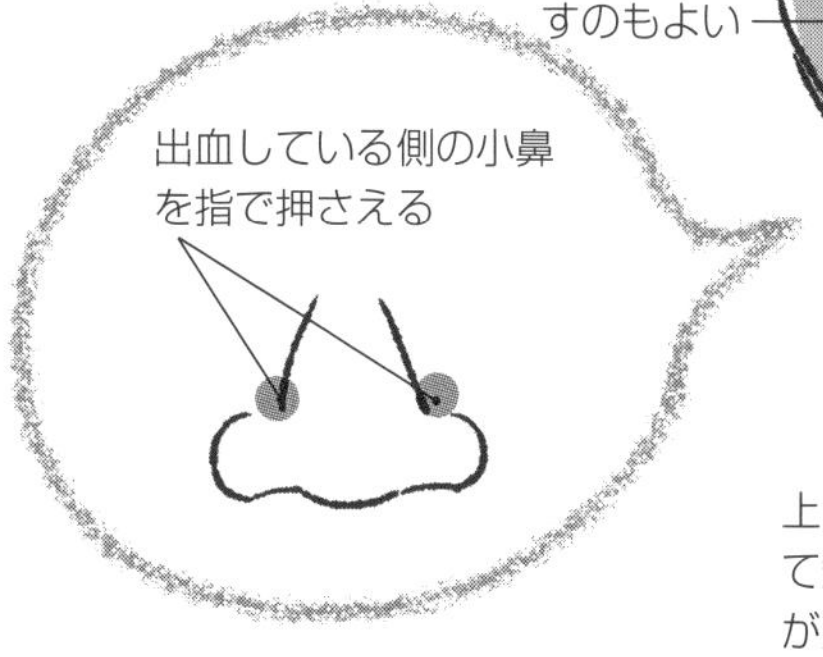
出血している側の小鼻を指で押さえる

上を向くとのどに血が入って気持ち悪くなる。口に血が入ったら吐き出させる

体づくりのためにも積極的に運動したい

子どもにとって運動は、体の発育だけでなく、友だちといっしょにスポーツを楽しむなど心の健康や社会性を身につけるうえでも大切です。川崎病後に運動するときは、注意点が二つあります。

まずはケガ。服薬中は薬の作用で出血しやすくなるため、出血したときは長めに止血します。

もう一つは運動の種類や強さです。ほとんどの子は運動制限がありませんが、コブが大きい場合や狭窄がある場合は、主治医の判断で激しい運動を制限されることがあります。

過剰に制限することなく、子どもの成長を考えて、のびのびと運動できる環境を整えましょう。

食事、生活習慣

将来の動脈硬化を防ぐための基礎をつくろう

川崎病では後遺症がなくても、将来、動脈硬化になりやすい可能性があります。しかし、動脈硬化は生活習慣で防ぐことができます。子どものころから食事や運動、睡眠など、健康的な生活習慣を身につけましょう。

規則正しく生活して好き嫌いなく食べる

子どものころから、肥満や生活習慣病にならないようにしましょう。のみ薬によっては、効果に影響する食材を避ける必要があります。それ以外は、好き嫌いをなくし、バランスよく食べる習慣を身につけます。

好き嫌いのないように、肉や魚、野菜をバランスよく食べる

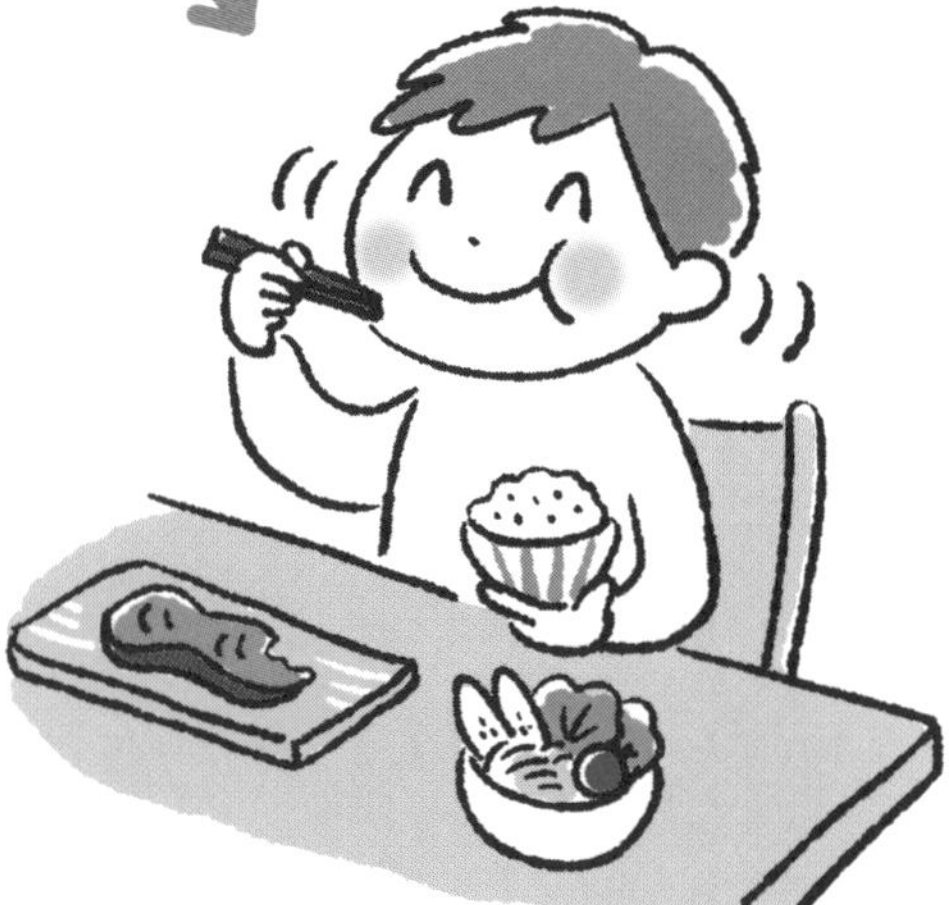

食事

- 塩分は控えめに
- 野菜や果物を積極的に
- 肉や魚はしっかりとる　など

生活習慣病の予防のために、塩分の多い加工食品やお菓子、甘い飲料のとりすぎは控えましょう。肉や魚などからたんぱく質をしっかりとり、野菜や果物もバランスよくとります。

この薬をのんでいる子は注意

ワルファリン

- 納豆、青汁
- 大量の緑黄色野菜

納豆や青汁などビタミンKが多い食品は、薬の効果が弱くなるので避けます。緑黄色野菜にもビタミンKが含まれますが、ほうれん草を毎日2束など大量にとらなければ問題ありません。

シロスタゾール

- グレープフルーツジュース

大人でアスピリンの代わりに使われる薬で（商品名プレタール®）、血小板が固まる作用を弱めます。グレープフルーツジュースといっしょにのむと、薬の効果が強くなるため避けます。

睡眠

●睡眠時間を十分とる
●早寝早起きを心がける　など

睡眠不足が続くと、肥満や生活習慣病になりやすいことがわかっています。睡眠時は体と心を休めるだけでなく、成長ホルモンが分泌され、体の成長も促します。

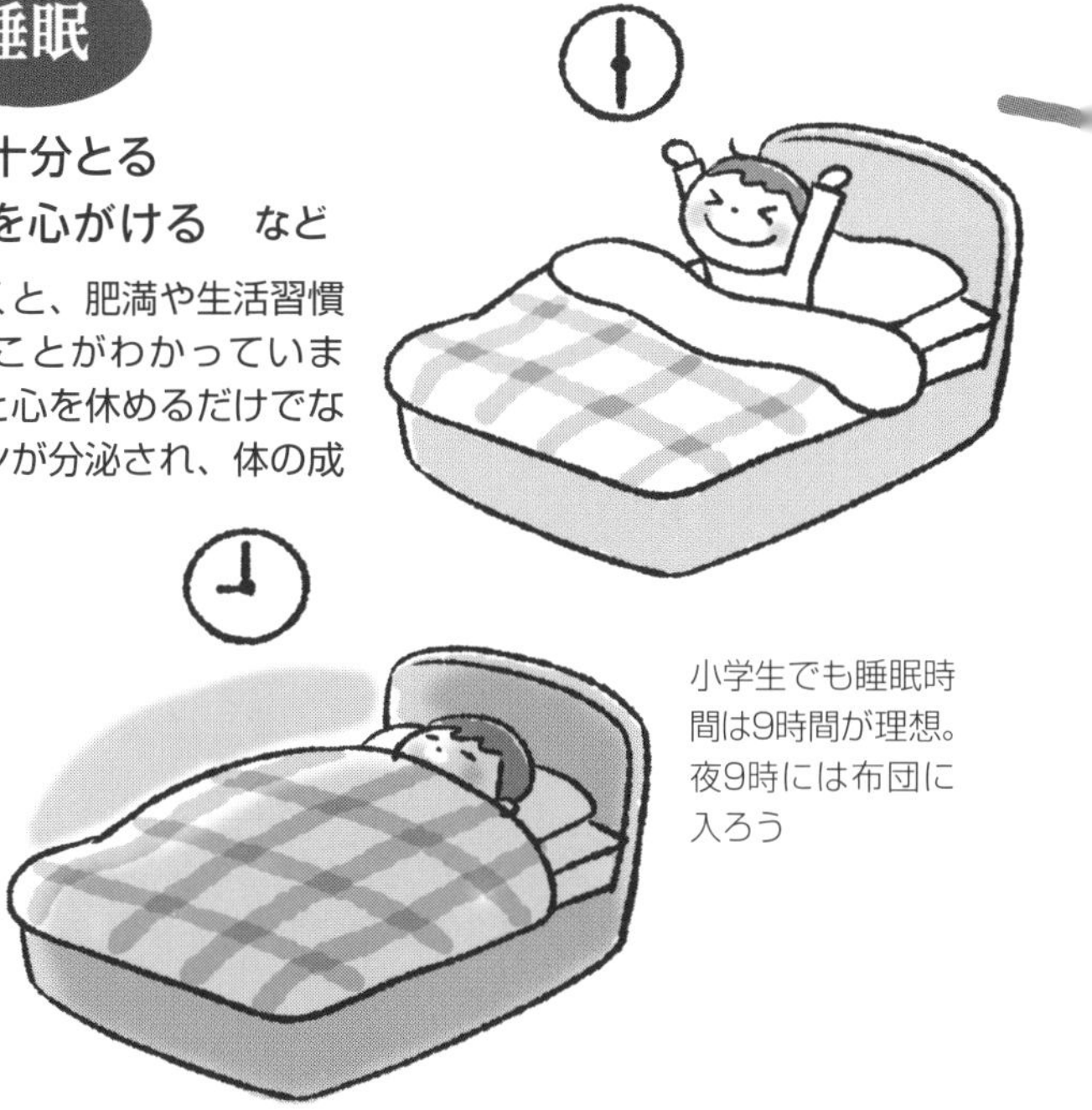

小学生でも睡眠時間は9時間が理想。夜9時には布団に入ろう

運動

●できるだけ毎日体をよく動かす
●外遊びをたくさんする　など

適度に体を動かすことは、体づくりの基本です。肥満を防ぎ、ストレス解消にもなります。晴れの日は公園へ行くなど、体をたくさん動かすとよいでしょう。

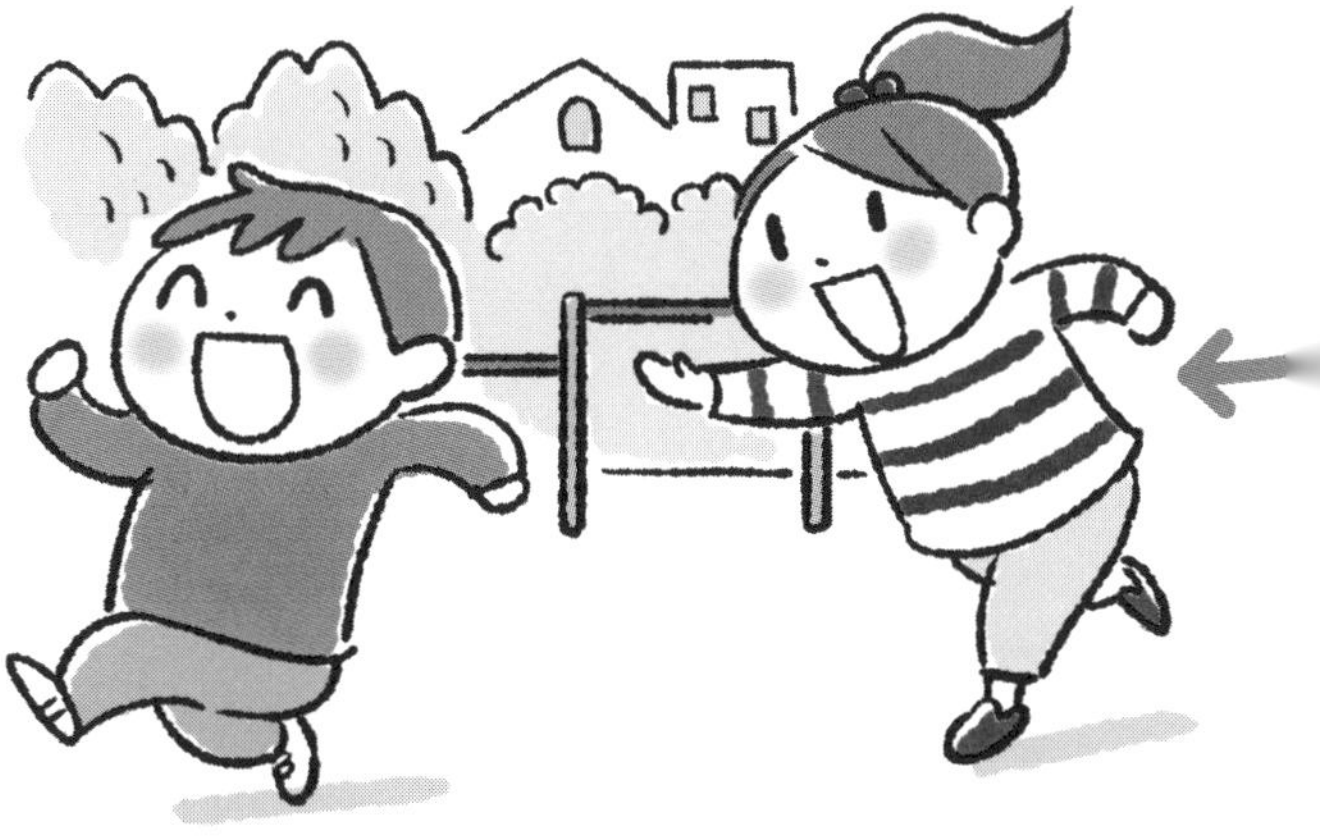

公園で鬼ごっこをしたり遊具で遊んだりするのもよい。たくさん動けば夜よく眠れる

川崎病が動脈硬化の危険因子になる可能性がある

川崎病が発見されて五〇年以上たちますが、川崎病になった人がどういう一生をたどるのか、十分なデータがありません。後遺症が重くなければ、制限なく生活できることは確かですが、大人になってどんな影響が現れるのか、まだ不明な点も多いのです。

川崎病では血管に炎症が起きているため、理論的に動脈硬化になりやすいと考えられています。動脈硬化の要因は、ほかにも肥満や生活習慣病などがあり、要因が重なるほど進みやすくなります。

子どものときの生活習慣は、大人になっても続くことが多く、生活習慣病のタネは子ども時代にまかれています。子どものうちから健康的な習慣を身につけましょう。

集団生活

遠足や宿泊行事もみんなといっしょにできる

集団生活の経験は、子どもの成長にとって欠かせません。川崎病だからという理由で、集団生活への参加が規制されたり、特別扱いされたりすることのないよう、園や学校と正しい情報を共有しておきましょう。

川崎病のことを正しく伝えよう

入園・入学の際、後遺症の有無にかかわらず、園や学校には川崎病になったことを伝えます。川崎病だからといって、特別扱いは必要ありません。担任と保護者が密に連絡をとり合い、相談しやすい環境をつくりましょう。

集団生活における情報を共有する

体育の授業や遠足、宿泊行事などの前に、心配事や不明点があれば、園や学校に相談しましょう。そこで解決できなければ、定期検診時に主治医に意見を聞くようにします。

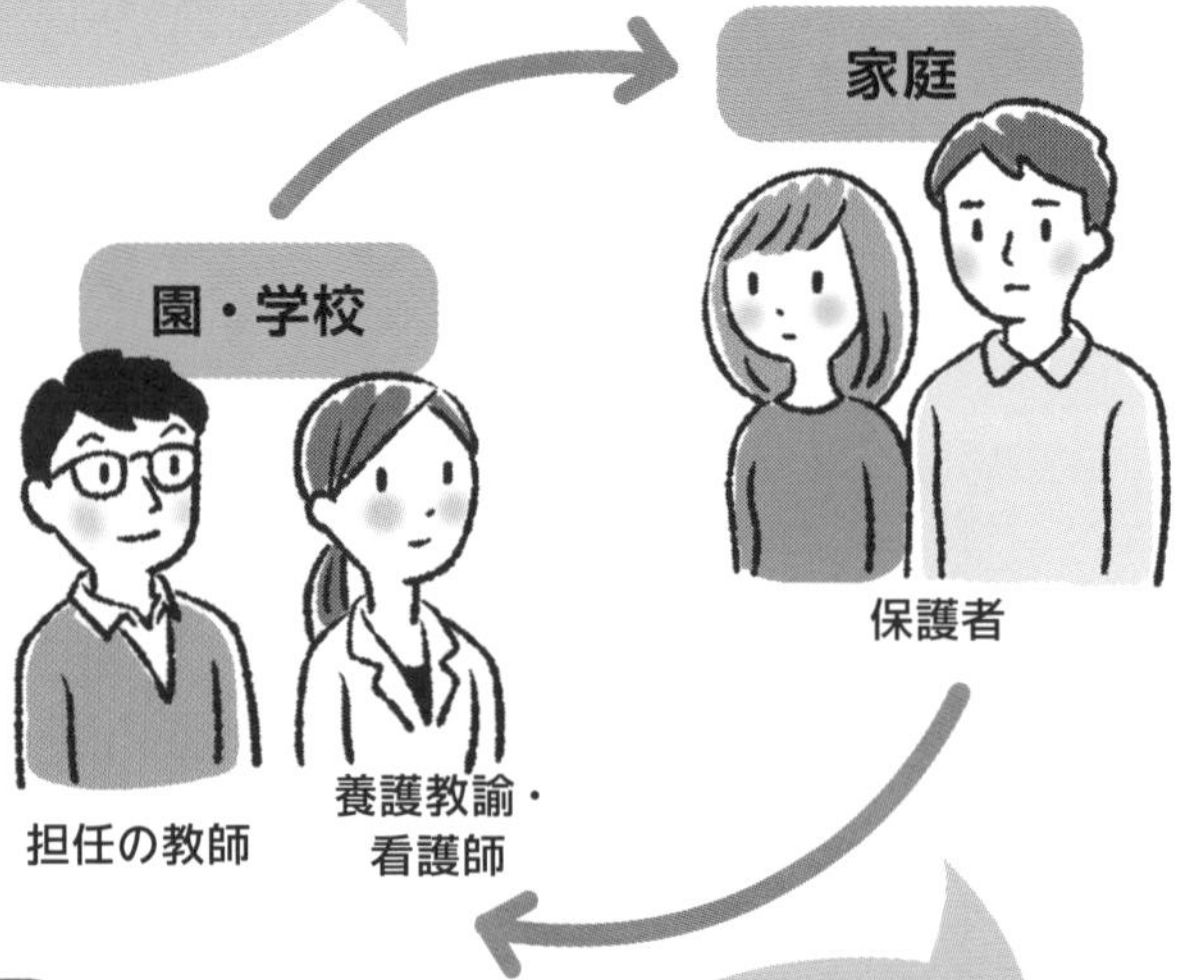

家庭
保護者
園・学校
担任の教師
養護教諭・看護師

担任の教師は川崎病の知識がない場合も。相談時は養護教諭に同席してもらうとよい

定期検診や服薬のことを伝える

定期検診で休む日があること、服薬している場合は出血しやすいことや出血時の対応なども伝えます。定期検診後は、検査の結果や主治医に相談したことも園や学校と情報共有し、集団生活に生かしましょう。

Dr.からひとこと

川崎病急性期カードを使って説明を

園や学校には、正しい情報を伝えることが重要です。幼児期は本書や川崎病急性期カードを、小学校以降は学校生活管理指導表（→P79）を元に、川崎病と本人の状態を理解してもらいます。過剰な制限のないように確認し合っておきます。

小学校入学以降は「学校生活管理指導表」を元に

「学校生活管理指導表」は、学校生活でどんなことに注意すべきかを示した診断書です。主治医に患者の状態を記入してもらい、入学時に学校に提出します。後遺症がない子は、運動や生活に制限がないことが明記されます。

指導表の内容

- 運動の具体的な種類や強さ
- 楽器演奏などの文化的活動
- 学校行事（遠足など）

運動は陸上競技など種類ごとに強度が具体的に区分され、文化的活動も楽器演奏を例に区分されている。どんな活動ができるかがわかる

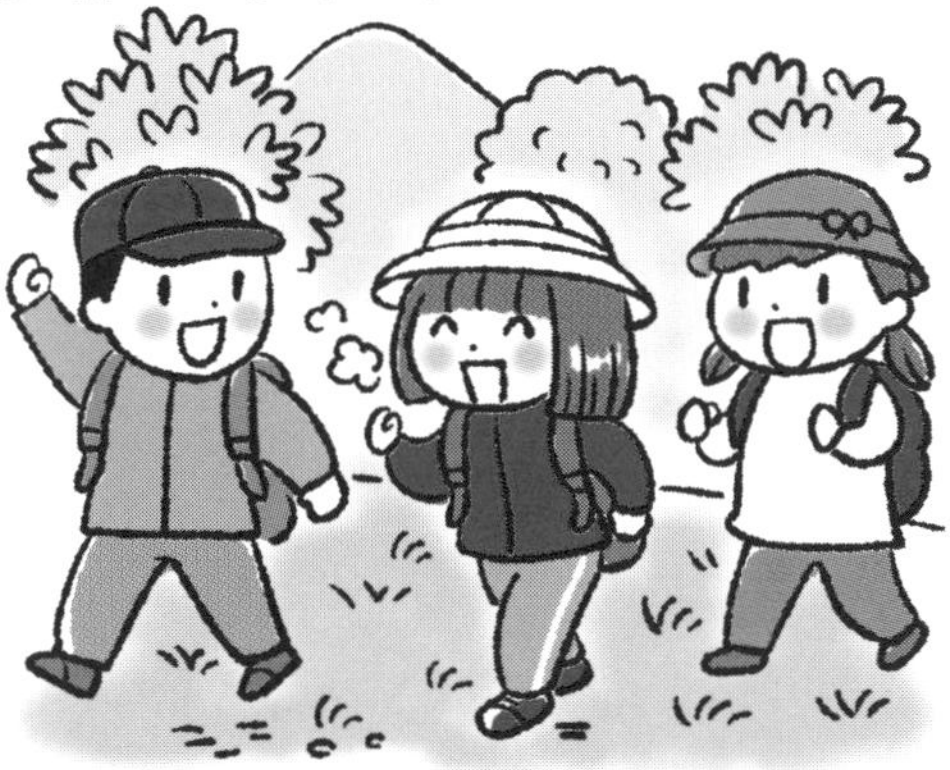

遠足や宿泊学習、修学旅行などで友だちと協力することも成長の糧になる

友だちといっしょに学び、のびのび活動できるように

川崎病後も、幼稚園・保育園や学校では、ほかの子と同じように生活することができます。しかし過去には、体育を見学させられた、遠足に行けなかった、と過剰に制限された子もいて、いじめにつながった例もあります。みんなといっしょにできない、ということは本人の心の傷にもなります。

過剰な制限は、川崎病についての情報不足や誤解が一因でした。現在はほとんどないといわれていますが、園や学校に川崎病と子どもの正しい情報を伝えることは重要です。保護者と園・学校関係者、医師が情報を共有し合い、子どもがのびのびと集団生活ができるように協力関係を築きましょう。

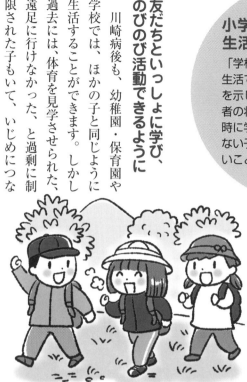

Column

親の会に参加するのも手

川崎病に関する相談先のひとつが「川崎病の子供をもつ親の会」です。現在、全国三一の連絡会があります。

会報を隔月発行して川崎病の最新情報を提供したり、講演会、保護者や医師との交流会・相談会を全国で開き＊情報を交換したりして相談しやすい場をつくっています。保護者が支え合うだけでなく、成長した患者どうしで話す機会もあります。

川崎病の子供をもつ親の会

- メールアドレス（事務局）
  info@kawasaki-disease.gr.jp
- ホームページ
  https://kawasaki-disease.gr.jp/

ホームページには川崎病についての情報が掲載されている。メールなどでの質問・相談も可能

＊2021年９月現在、新型コロナウイルス感染症流行の影響でweb会議システムにて開催中

Column

民間の保険は「定期検診の卒業後」に加入できる

定期検診があるあいだは「病気の療養中」とみなされる

病気やケガの治療時、医療費の負担を軽減してくれるのが医療保険です。民間の保険には、生命保険や共済保険、学資保険など多くの種類があります。

民間の保険は一般的には健康な人が対象で、病気に備えて加入するものなので、病気やケガが完治して一定期間がたたないと加入できません。

● 川崎病の場合

川崎病の発症前に民間の保険に加入していれば、決まった金額が支払われますが、かかったあとしばらくは新たに保険に加入することはできません。定期検診を受けていると、病気療養中とみなされるためです。

生命保険に加入できるのは、後遺症がないと診断され、薬の服用と定期検診を卒業してからです。保険会社や種類によって違いがあり、学資保険では定期検診を卒業してから三年後、共済保険では一～五年後に加入できるようです。後遺症が残り、服薬や検診が続いている最中は、残念ながら民間の保険には加入できません。

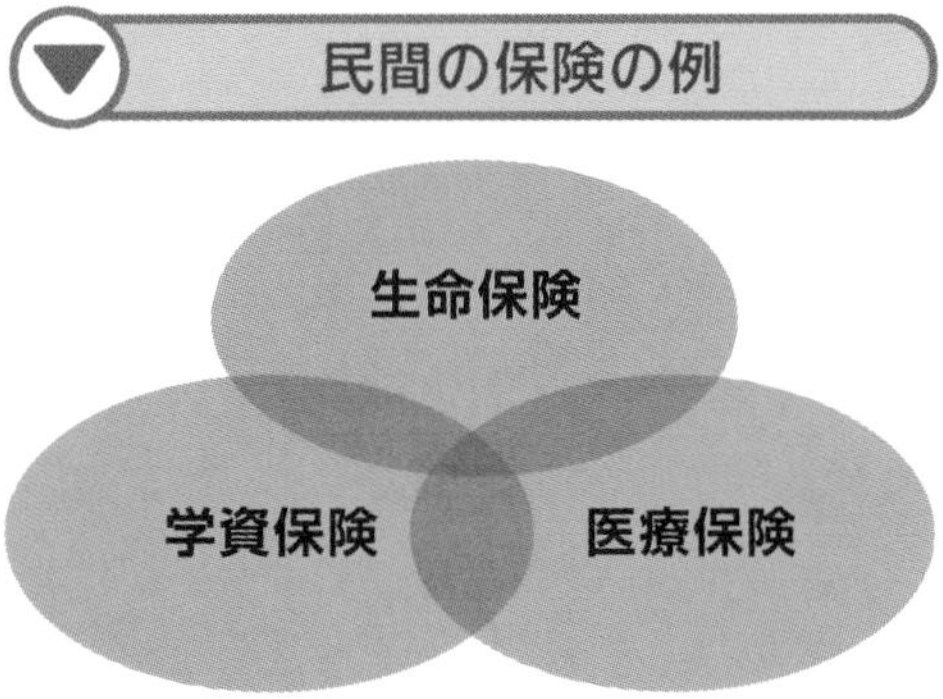

民間の保険は、目的や保障内容がさまざま。例えば生命保険は高度の障害や死亡が対象、医療保険は病気やケガの治療が対象といった違いがある

後遺症があっても入れる保険もある

後遺症が残っても比較的安定している人や、手術を受けて改善した人ならば、「引受基準緩和型（終身医療）保険」に加入できます。これは持病や既往症があっても入れる保険ですが、掛け金は通常より高く、死亡時の保険金は低額など保障に制限があります。

保険に加入するときには、川崎病のことを申告したうえで申し込む必要があります。条件などをきちんと確認して検討しましょう。

第5章

成長したら?
思春期以降の自己管理

思春期以降、子どもは自立し親離れしていきます。
本人は川崎病になった記憶がないかもしれませんが、
今後も体や生活の管理が重要です。服薬や通院している人はもちろん、
コブがない人も、自分の体について知っておきましょう。

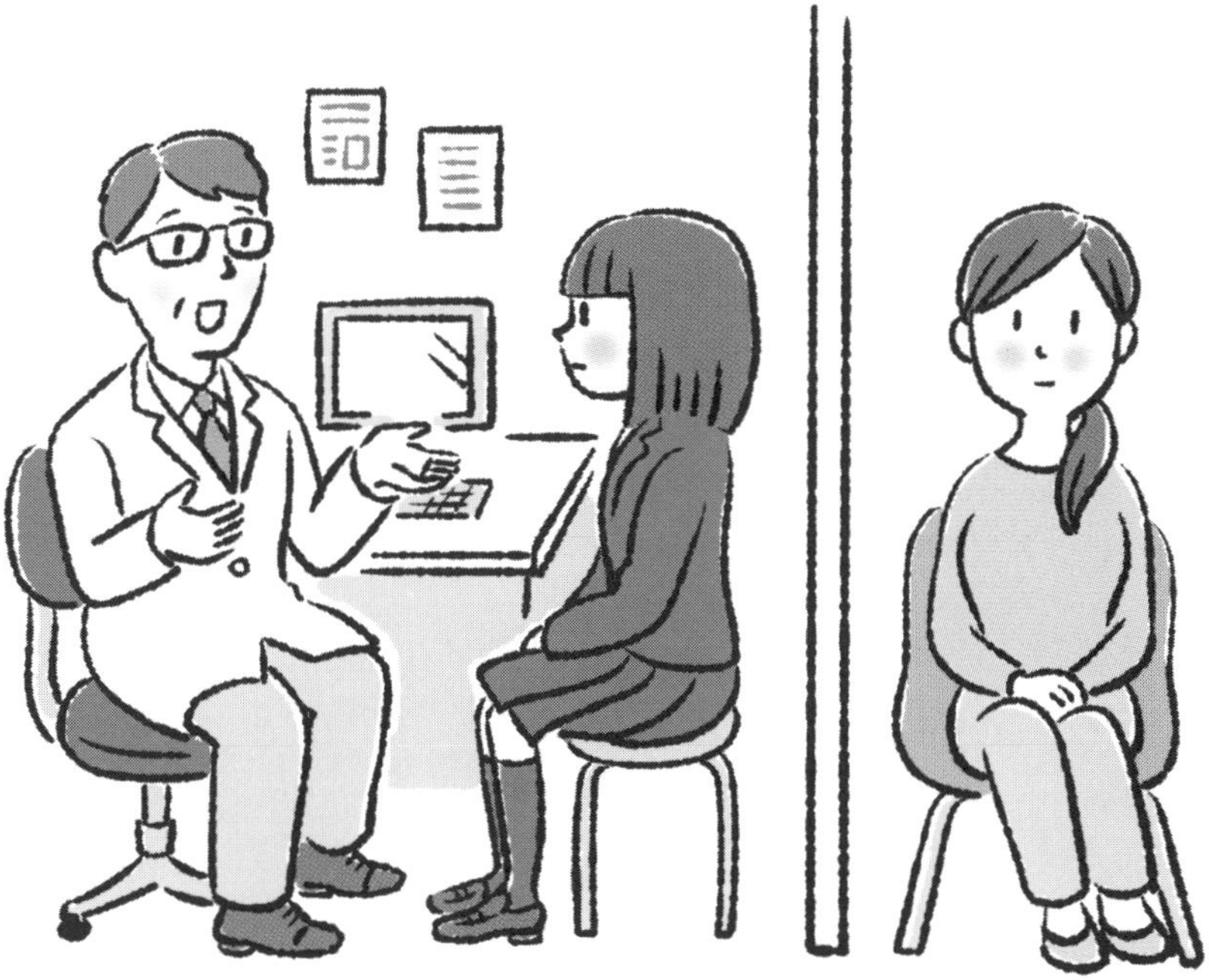

本人への説明

川崎病のことを伝えて自己管理を促す

川崎病とのつきあいは、大人になってからも続きます。子どものころは保護者任せだった治療や検診も、思春期から大人へと成長するなかで、本人がおこなうようになります。

思春期までは

保護者が子どもの治療や生活を管理

主治医やかかりつけ医とのやりとりや治療の選択、健康管理などは、保護者が中心になっておこないます。

↓

思春期以降は

本人が自分の治療や生活を管理

本人が自分で治療や生活の管理をできるようにします。保護者も子どもの自立を促しましょう。

自分の体を知り、必要な情報のアンテナを張る

自分の体のことをよく知っていれば、健康を守るために必要な情報を得ることができます。現在、治療を受けていなくても、子どものころに川崎病になったこと、そして、その病気の影響について知っておきましょう。

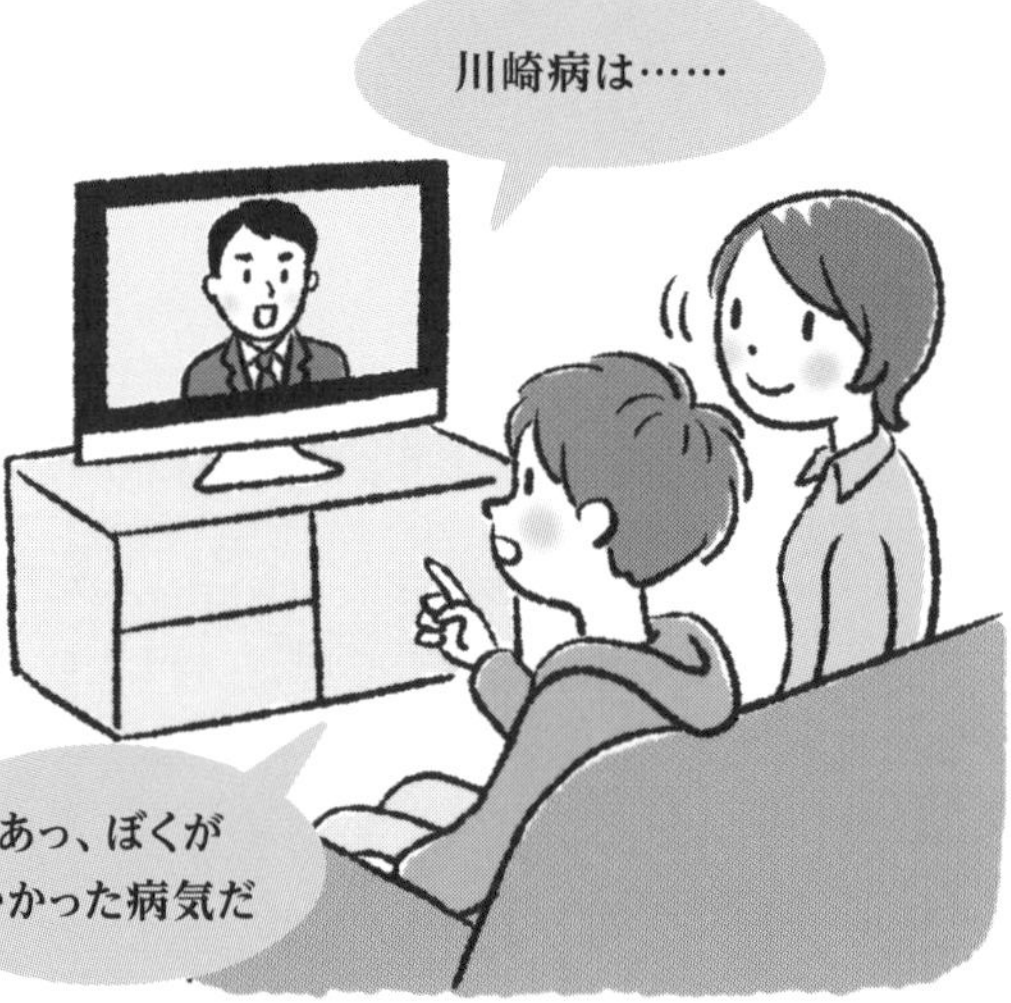

ニュースなどで川崎病が話題に上ったとき、真剣に聞くことができる

理解の目安

小・中学生 → 高校生 → 大学生・成人

全員	病名と後遺症の有無、生活上の注意
特にコブのある人	定期検診や検査の必要性
	薬の効果・副作用
	緊急で受診すべき症状
	（女性）妊娠・出産の注意点

川崎病にかかった人は、少なくとも病名と後遺症の有無を知る必要があります。中学生〜高校生になったら、検診の必要性や薬の効果・副作用など、順に理解を深めます。女性で大きなコブがあり薬をのんでいる人は、妊娠・出産の注意点も知っておきましょう。

川崎病について伝えるポイント

川崎病とのつきあい方は、正しい知識にもとづいて自己管理する姿勢が重要です。怖がらせたり保護者の思いを本人に押し付けたりするのではなく、主治医と協力して正しい理解に導きましょう。

子どもをサポートするつもりで

保護者は、小さなころからの習慣でつい子どもの世話を焼きがちです。本人が思春期になったら、保護者は一歩引いて、本人の自立を促しながら、自己管理ができるようにサポートに回ります。

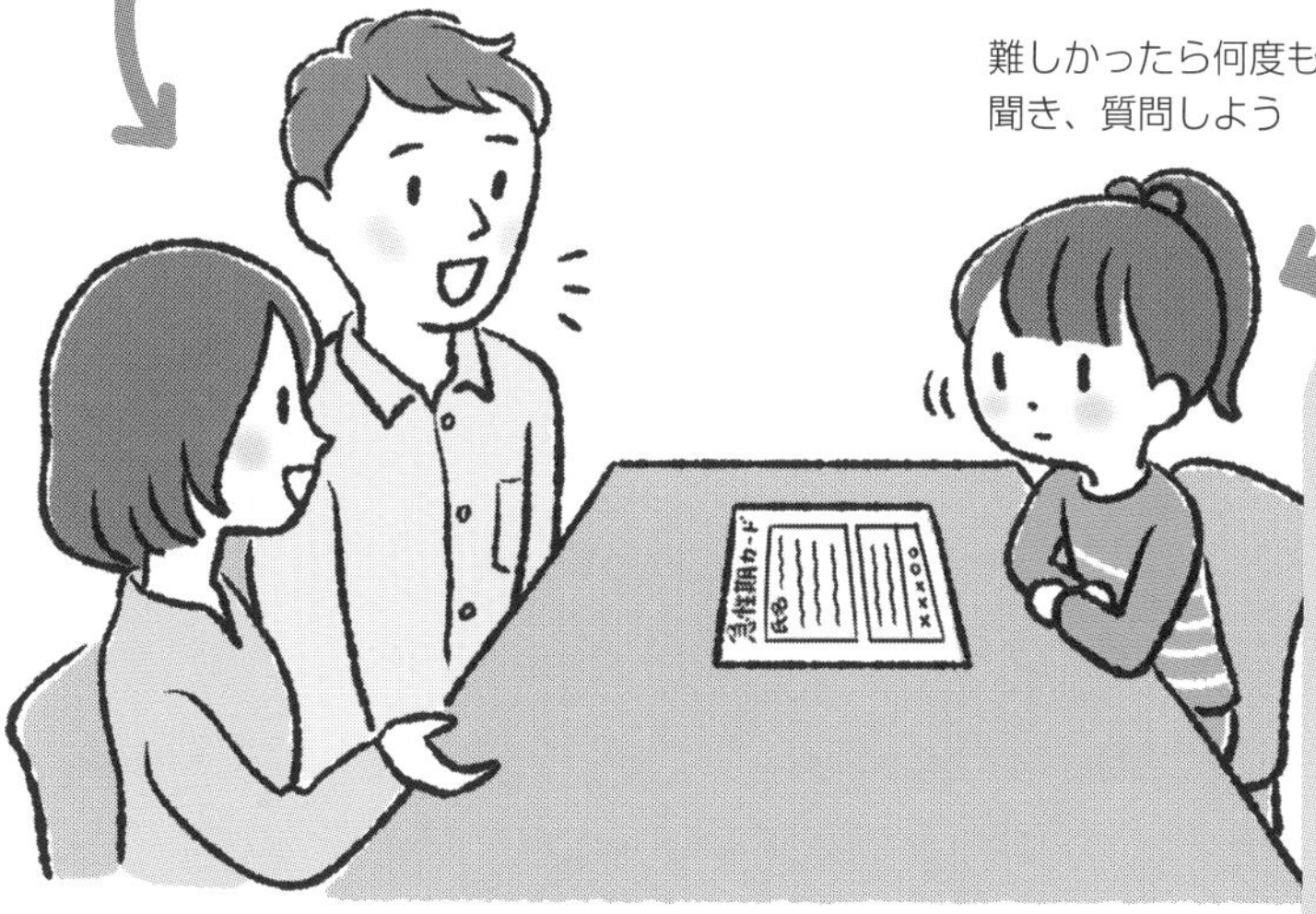

難しかったら何度も話を聞き、質問しよう

楽観的な子には真剣に、悲観的な子には安心させるようにと、本人の気質や反応に合わせて話す

説明のしかたは本人の性格や気質に合わせて

治療や検診を続けてほしいという思いから、不安な要素を強調しすぎるのはよくありません。本人が落ち込んだり、ストレスを抱えたりせず、正しく受け止められるように、性格や理解度に合わせて説明します。

川崎病だった、と知ることで自分の身を守れるようになる

川崎病は、近年は後遺症も少なく、ほとんどの人が制限なく生活することができます。しかし、幼少期の病気なので本人の自覚が薄く、川崎病について知る必要はないと思う人もいるようです。

情報は、自分を守る武器のひとつです。川崎病になったことを知らないと、川崎病の将来的な影響や注意点も、自分の問題として真剣にとらえられません。知らないままでいるのは、とても残念で恐ろしいことなのです。

川崎病の将来の影響は本人の努力で避けられる

川崎病だったことを知るいちばんの利点は、川崎病によって将来起こるかもしれない病気を、本人の注意と努力で防ぐことができる点です。川崎病によって将来、どんな影響が現れるか不明なこともありますが、本人の努力しだいで健康に生きることも可能です。

知っておきたい①

血液製剤を使ったことを把握しておく

川崎病の免疫グロブリン製剤は血液製剤という、古くからある薬です。川崎病の治療としては歴史が浅いため、将来的に影響が出てくる可能性もゼロではありません。自分の治療歴を知っておくことが重要です。

輸血をしたわけではない

血液からつくられた薬を「血液製剤」といい、川崎病で使われる免疫グロブリン製剤は血液製剤です。しかし、自分や他人の血液の成分を点滴する「輸血」とは異なります。

赤血球や血小板を使うのが輸血

輸血用の血液製剤は、貧血状態を改善する赤血球や、出血を止める血小板などの成分ごとに分けられます。病気の原因となるものは除去されますが、感染症を起こす可能性がわずかにあります。

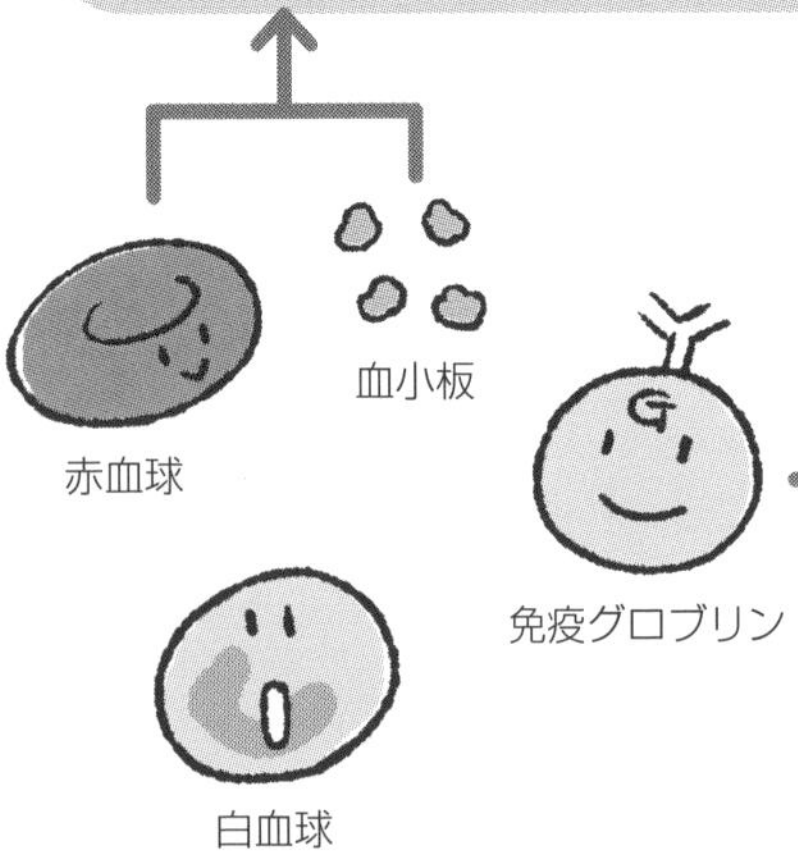

血液の成分には、異物を除去する白血球もあるが、血液製剤では除去されている

川崎病の血液製剤は血しょう成分

川崎病では、血液の「血しょう」から、免疫グロブリンというたんぱく質を取り出した「免疫グロブリン製剤」を使います。輸血よりも安全性が高く、免疫グロブリン製剤から感染症などを起こした例はありません。

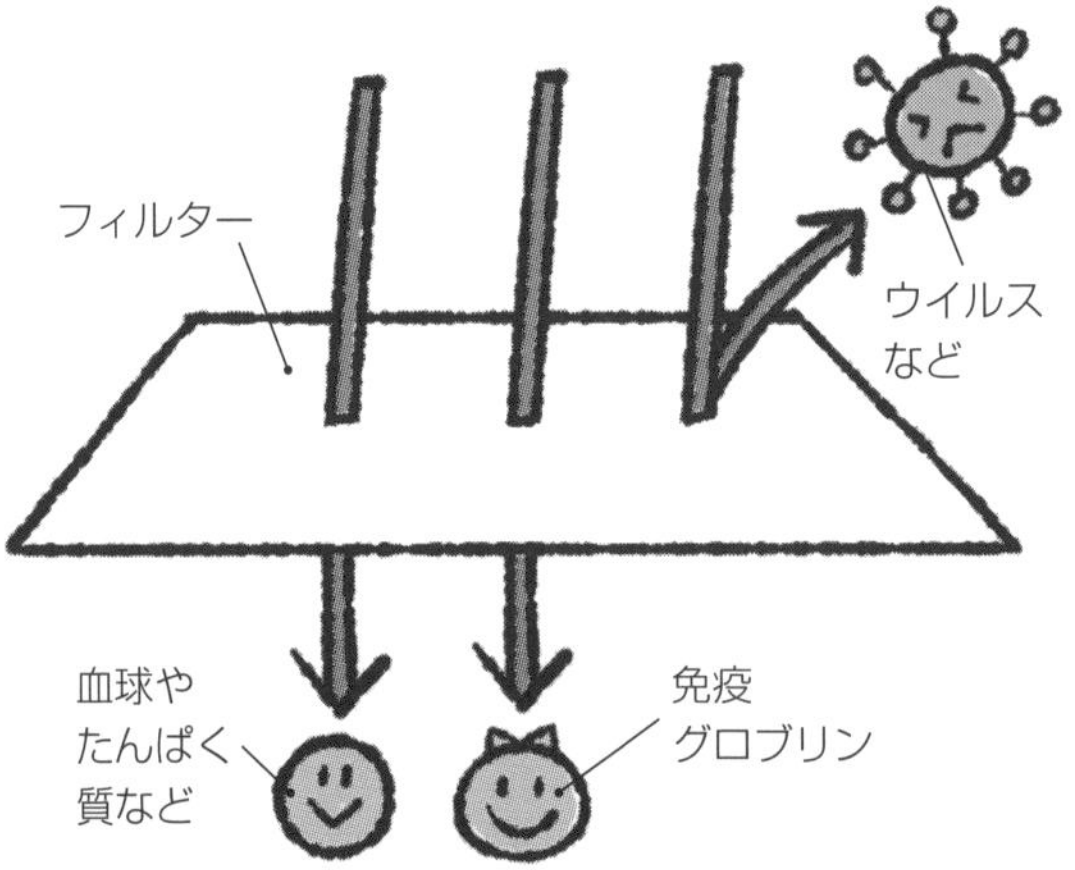

血液製剤をつくるときは、血液をフィルターにかけて、血球や免疫グロブリンなどの成分ごとに分けます。小さなウイルスや細菌などはフィルターで取り除かれます。

血液製剤の影響が将来現れる可能性がある

免疫グロブリン製剤は血液製剤といい、献血された血液からつくられています。細菌やウイルスなどをフィルターで取り除き、安全性が確認されていますが、将来に

献血もできる

輸血や臓器移植を受けた人は、未知の病気の可能性を考え、輸血の安全性の向上のため献血ができません。免疫グロブリン製剤の点滴後3ヵ月間は献血できません。川崎病治療後は条件を満たせば献血できます。

川崎病になった人が献血できないケース

- 16歳未満の人
- 冠動脈瘤のある人
- アスピリンやワルファリンをのんでいる人
- 心電図に異常のある人

後遺症がなければ、16歳以上なら献血できます。後遺症があっても、退縮《たいしゅく》して薬を服用していなければ献血可能ですが、安全上の理由で断られるケースがあります。

将来的に生活が制限されるようなことはない

現在の血液製剤は製剤技術が向上し、安全性が非常に高くなっています。免疫グロブリン製剤を使うことで、今後の生活やほかの病気の治療が制限されることもありません。それでも血液製剤について知っておくのは、将来問題が起きたときに備えるためです。

現在の技術で防げない病気になる可能性は残る

製剤過程で、プリオンという異常なたんぱく質は理論的に除去できません。プリオンは感染性があり、非常にまれですが脳の病気の原因になるもので、発症までに数年から数十年かかります。ほかにも未知の病気になる可能性があります。

わたって絶対に安全と断言することはできません。血液製剤の歴史をみると、当時は未知の病原体が混入していて、あとになって問題になることがあったためです。

免疫グロブリン製剤が川崎病に使われ始めたのは一九八〇年代のことで、日本で保険適用されたのは二〇〇〇年代です。長期的な薬の影響が確認されるのは、今後のことになります。自分が血液製剤を使ったかどうかという情報を知っておくことが重要です。

Column

免疫グロブリン製剤を使わなかった人は気にしなくてよい

免疫グロブリン製剤は、現在、川崎病のほとんどの子が使っています。しかし、診断時にすでに解熱している場合もまれにあり、免疫グロブリン製剤を使わない子もいます。その場合は、血液製剤による将来の影響はありません。

知っておきたい②

心臓や血管の病気になるリスクがある

川崎病になると炎症によって血管が傷つくため、血管を早く老化させるのではないかと考えられています。成人後特有の動脈硬化にも注意が必要といわれています。

川崎病で血管が老化しやすくなる?

動脈硬化とは、しなやかな血管が狭く硬くなる、いわば血管が老化した状態です。川崎病ではない人も、加齢や生活習慣などの要因で動脈硬化が進みますが、川崎病の人はさらに進みやすい状態だといわれています。

血管を老化させる要因

血管の老化には、加齢以外にも複数の要因が関係し、要因が重なるほど進みやすくなります。要因の多くは生活習慣で、川崎病になっていなくても血管の老化は起こりえます。

- **生活習慣病**
  (高血圧、脂質異常症、糖尿病など)
- **精神的ストレス**
- **喫煙**
- **加齢**
- **肥満**
- **大量飲酒**

+

- **川崎病?**

動脈硬化は、上記の要因が重なり内膜に炎症が起こって進みます。川崎病後の血管と動脈硬化の初期状態が似ているため、川崎病が動脈硬化の要因に加わる可能性もあります。

血管が狭くなる

川崎病の後遺症がある人は成人後、血管の内側が厚くなる「アテローム性動脈硬化」になりやすいことがわかっています。後遺症がない人やコブが退縮した人は、川崎病のない人と同じか、やや多いといわれています。

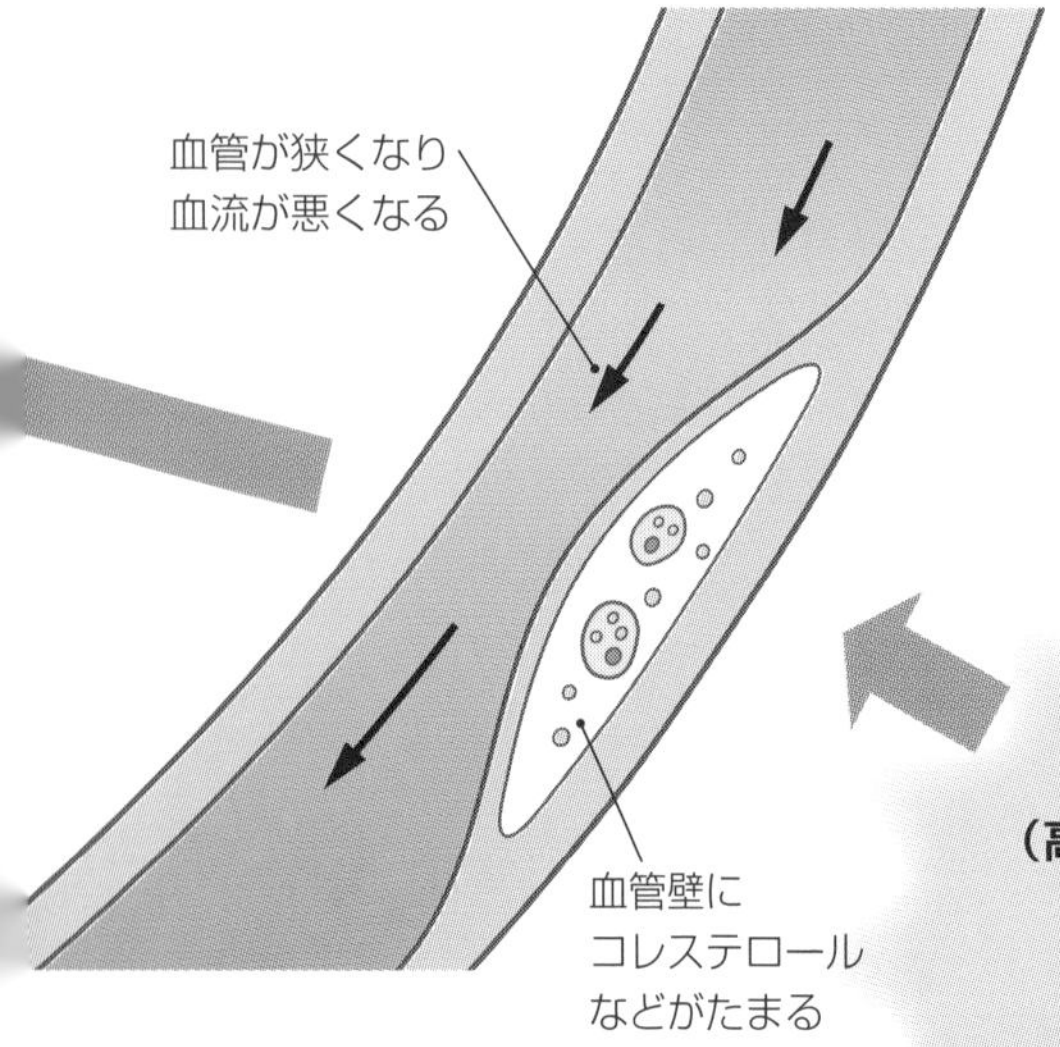

アテローム性動脈硬化は成人後、特に中高年でよくみられる

川崎病以外の動脈硬化の要因を防ぐことが重要

川崎病になった人は、大人になると動脈硬化になりやすいといわれています。

特に川崎病の後遺症がある人は、血管の壁が硬くなったり厚くなったりする川崎病後特有の変化（→P54）に、動脈硬化が重なりやすくなります。後遺症がない人はあまり心配ありませんが、血管の伸縮性が低下したり狭くなったりと、血管への影響は残るといわれています。

川崎病になった人は、念のため全員、動脈硬化になりやすい体質であると考えたほうがよいでしょう。動脈硬化の要因をできるだけ避け、動脈硬化を進めないように生活することが重要です。

血管が詰まりやすくなる

アテローム性動脈硬化が怖いのは、血栓《けっせん》ができやすく、血管を詰まらせて心筋梗塞《しんきんこうそく》などを起こすためです。動脈硬化は冠動脈にも起こりやすく、川崎病の後遺症と重なると一層詰まりやすくなります。

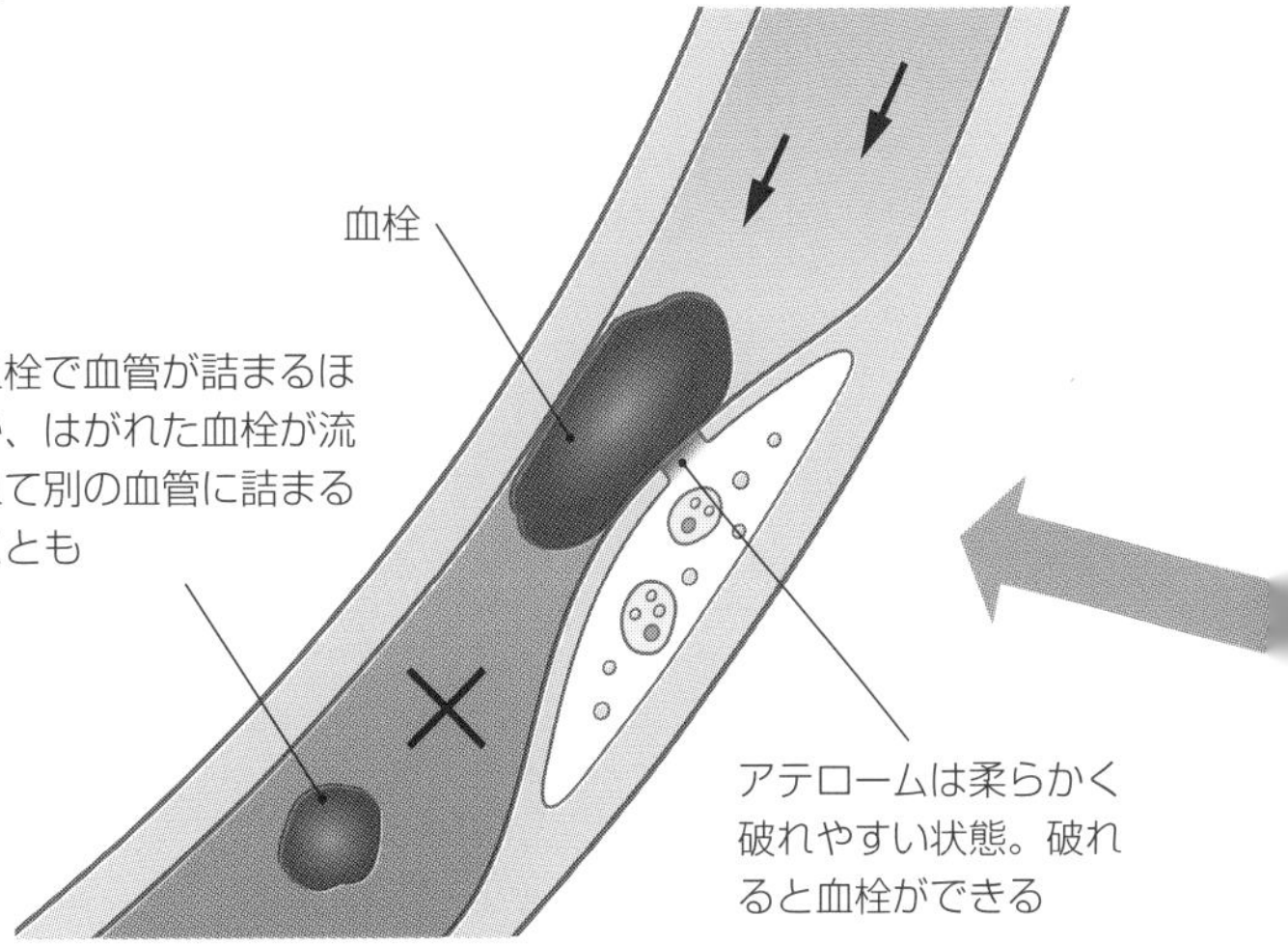
血栓
血栓で血管が詰まるほか、はがれた血栓が流れて別の血管に詰まることも
アテロームは柔らかく破れやすい状態。破れると血栓ができる

心筋梗塞は、特に運動時に起こりやすい

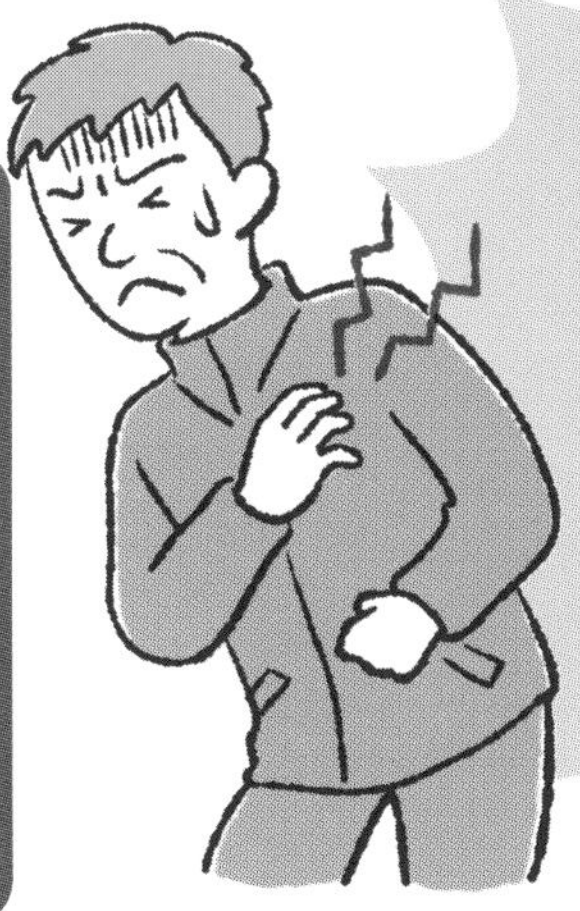

こんなときは必ず受診する

- 強い胸の痛み
- 脈がドキドキと速くなる（動悸《どうき》）

冠動脈が詰まる心筋梗塞は、命にかかわります。胸をつかまれるような激しい痛みを感じたときには、救急車を呼ぶなど、急いで受診します。

Dr.からひとこと

動脈硬化が起こるのは中高年になってから

動脈硬化は一般的に、50～60代で起こりやすくなります。川崎病の人は、20～30代で動脈硬化が起こると考えられていましたが、近年は否定されつつあります。しかし、予防するに越したことはありません。今から予防できると考えて、生活習慣に注意しましょう。

知っておきたい③

禁煙し、肥満を予防して動脈硬化を防ぐ

動脈硬化の要因のなかには、喫煙や肥満のように、自分の意思で避けられるものがあります。川崎病にかかったことがある人は生活を見直し、できるだけ危険な要因を取り除きましょう。

タバコとは“無煙”の生活を

喫煙は、血管を収縮させて血圧を高め、動脈硬化を進めます。喫煙する本人はもちろん、その煙を吸う周りの人にも害が及びます。川崎病の人は全員が禁煙、同居する家族も禁煙が必要です。

血管の老化だけでなく全身に影響が

タバコは、血管の老化を進め、動脈硬化や心筋梗塞のリスクを高めるだけではありません。肺がんをはじめとする全身のがん、気管支《きかんし》ぜんそく、生活習慣病の糖尿病、骨がもろくなる骨粗《こつそ》しょう症など、全身の健康にも悪影響が報告されています。

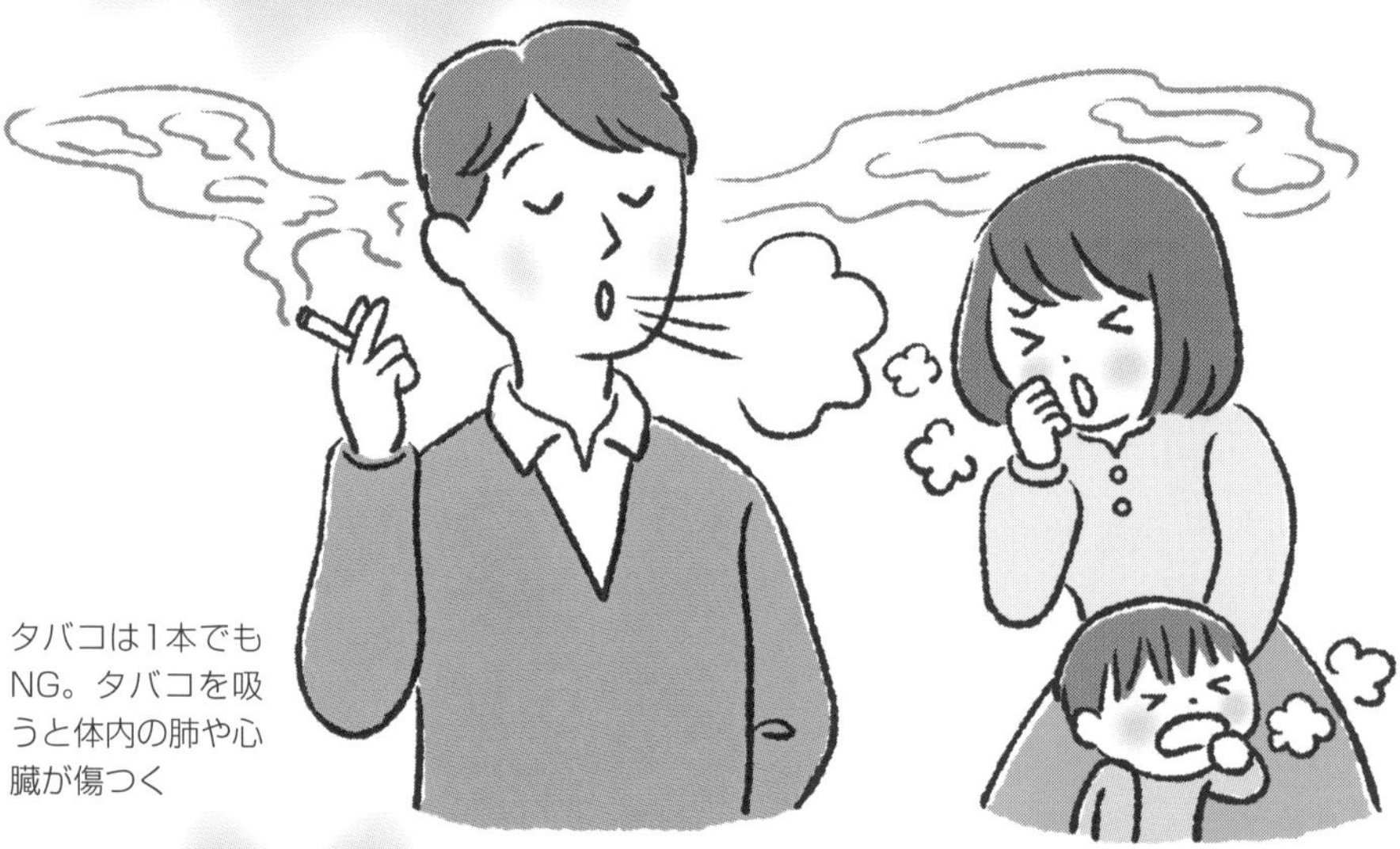

タバコは1本でもNG。タバコを吸うと体内の肺や心臓が傷つく

新型タバコもNG

「煙が出ない」「有害物質○%カット」をうたう加熱式や電子のタバコもあります。そうした新型タバコも有害物質が含まれ、見えない有害な煙が吐き出されていることがわかり、健康被害の報告も集まっています。

吐き出された煙も有害

タバコから立ち上る煙や、吸った人の口から吐き出される煙も有害です。「受動喫煙」といって、周囲にいる人も害を被ります。受動喫煙によって、心筋梗塞や脳卒中などの危険性が高まることがわかっています。

太らないことが病気の予防に役立つ

肥満は、高血圧や糖尿病など生活習慣病の原因であり、動脈硬化の要因でもあります。子どものうちに太るような生活をすると、大人になってもやせるのが難しくなります。肥満にならないようにしましょう。

食事

- お酒を飲みすぎない
- 食べすぎない（腹八分目が目安）

運動などで消費する量よりも食べる量が多いと太ります。飲酒すると体内の水分が減りやすいので、心筋梗塞の危険度も高まります。飲みすぎや食べすぎはやめましょう。子どもの食事内容を気にかけると、家族全員の健康につながります。

血管の老化を進める三つの危険因子を避ける

動脈硬化の要因のなかでも危険なのは、喫煙、肥満、生活習慣病の三つです。喫煙は肺や気管支などの病気の原因にもなりますが、血管を収縮させ、コレステロールをためやすくするなど血管の老化も進めます。肥満、特に内臓に脂肪がたまるタイプの肥満は、血液がコレステロールや中性脂肪でドロドロになり、血管の中で詰まりやすくなります。

喫煙と肥満は、高血圧や脂質異常症、糖尿病といった生活習慣病を招くうえ、動脈硬化を進める要因にもなります。川崎病の人は、子どものころからタバコの煙や肥満を避け、成人してからも喫煙はせず、生活習慣を整えましょう。

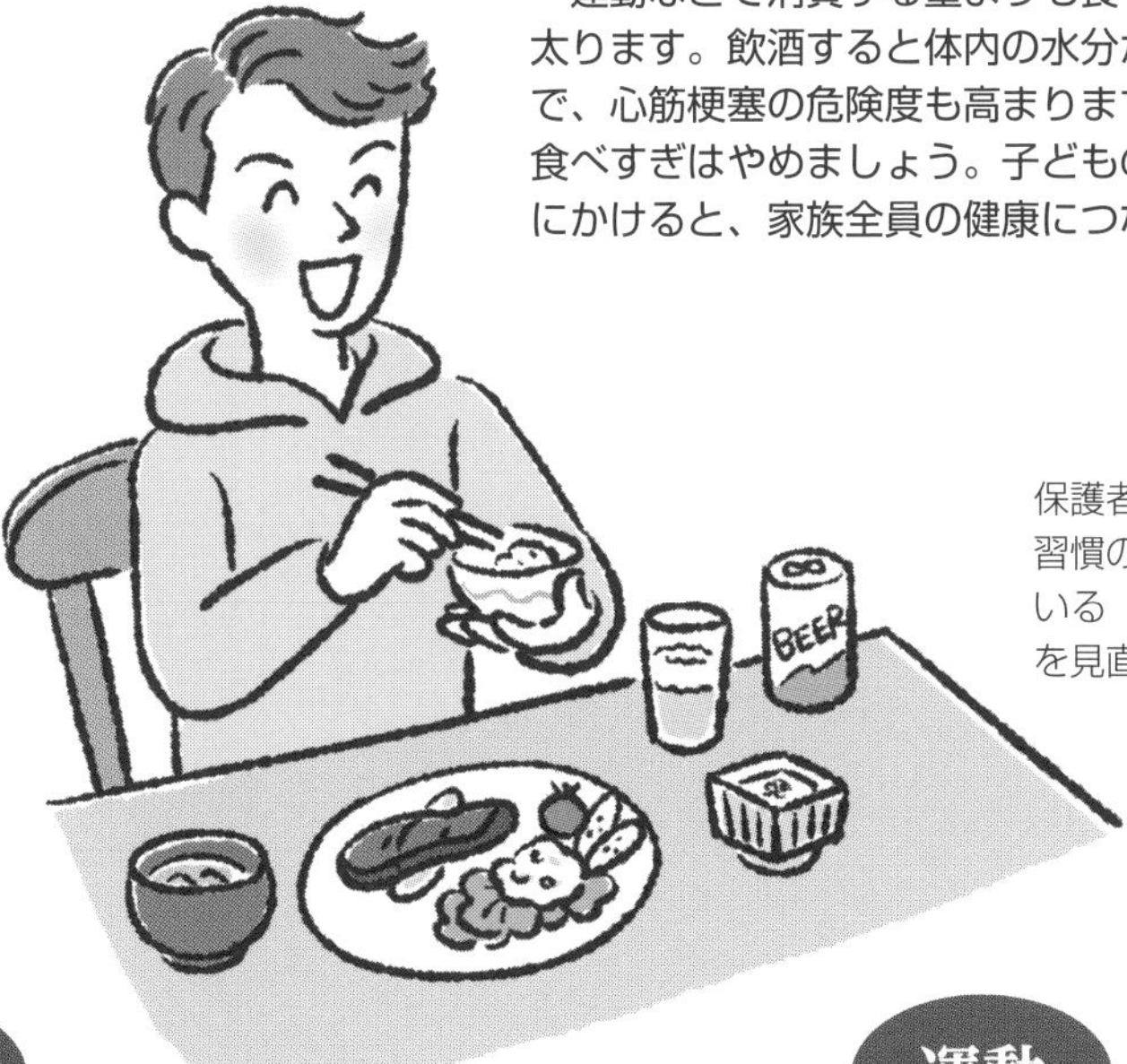

保護者が子どもの生活習慣の基礎をつくっている（→P76）。生活を見直し整えよう

睡眠

- 就寝・起床の時間を規則正しく
- 思春期の睡眠時間は8時間前後が理想

睡眠不足だと、肥満になりやすいことがわかっています。思春期でも8時間ほど眠るのが理想です。就寝・起床の時間を規則正しくしましょう。

運動

- 毎日30分以上歩くのが理想

大人になると、運動する人としない人の差は大きくなります。少なくとも週3回、30分以上のウォーキングをするのが理想です。運動習慣を身につけてください。

コブがない場合

検診を卒業しても自己管理はしっかりと

後遺症のない人は、現在では九七パーセント以上を占めています。後遺症がある人よりも早く、服薬や検診を卒業します。しかし後遺症のある人と同じように、自己管理をすることで自分の体を守りましょう。

主治医から改めて話を聞くのもよい

血管のコブがない人の多くは、川崎病発症後5年程度で検診を卒業しています。自分の病気と向き合い、今後の健康管理に役立てたいときには、改めて受診し、主治医の話を聞くのもよい方法です。

医師に聞くことの例

- 当時の症状、治療歴、検査結果
- 成人に向けて、生活上の注意（→P89）
- 心配なことがあったときの相談先

など

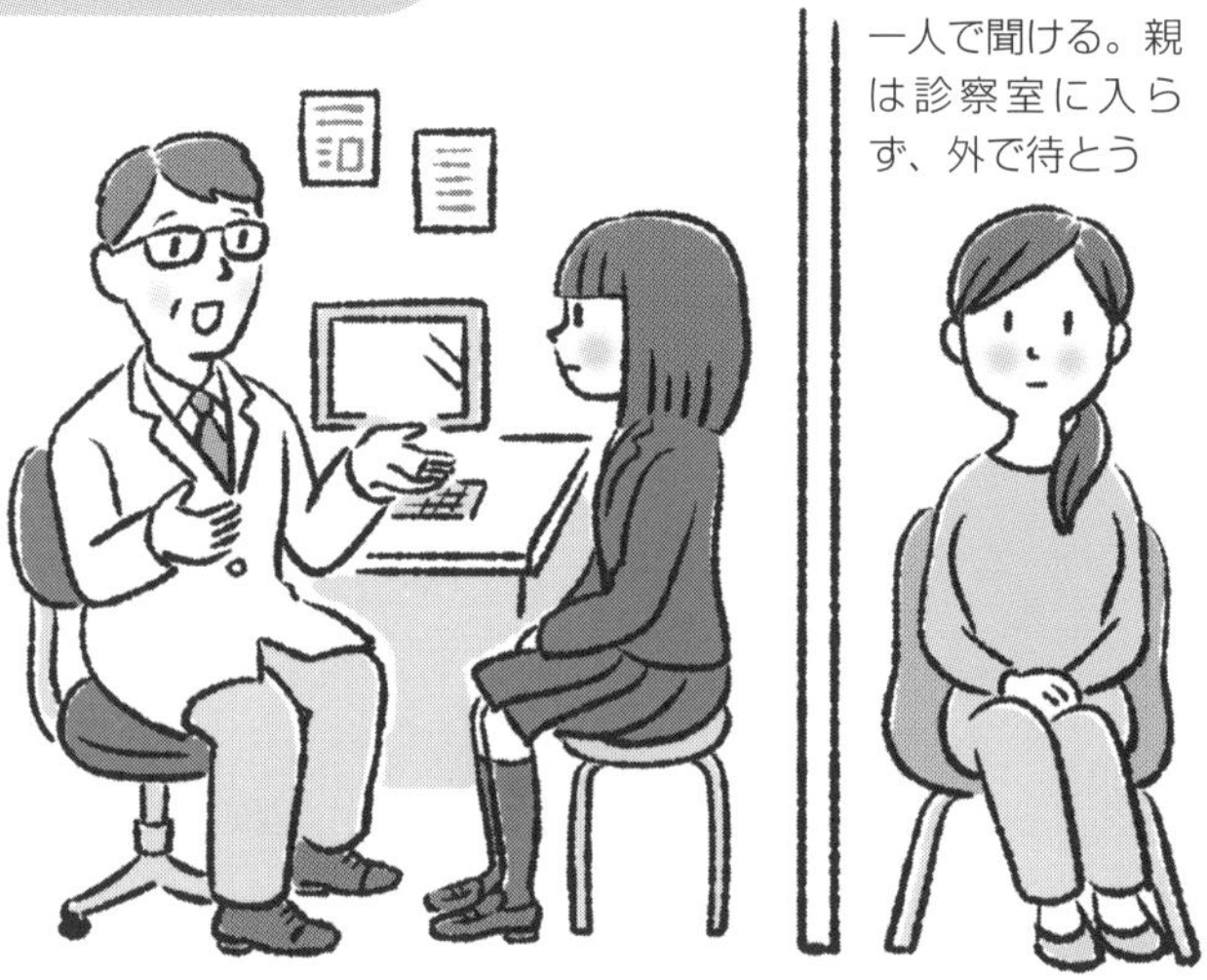

高校生くらいになれば、医師の話を一人で聞ける。親は診察室に入らず、外で待とう

発症当時の主治医や小児科医から直接説明を受けることで、病気への理解が深まります。今気になっていること、今後心配なことがあれば相談を。成人後の相談先も確認しておくと安心です。

子どものときから体や生活の管理を習慣づけて

現時点では、後遺症が残らなかった人が中高年になったときに動脈硬化が起こりやすいかどうか、十分なデータがありません。しかし、後遺症が残らなかったとしても、軽度の血管の炎症があるため、川崎病にかかっていない人よりも、少しだけ注意したほうがいいと考えられています。

大人になってからの影響をできるだけ少なくするためにも、子どものころから、動脈硬化を進める生活習慣を避けるようにします。川崎病になったからこそ、健康に気をつけることができ、かえって健康に生きられる「一病息災《いちびょうそくさい》」のイメージで、川崎病とつきあっていきましょう。

生活上の注意

89ページの生活習慣が基本です。生活習慣は継続することに意味があります。ときどきは夜更かしなどして、はめを外すことがあっても、次の日から元に戻せばよいのです。長く続けられるように前向きに取り組みましょう。

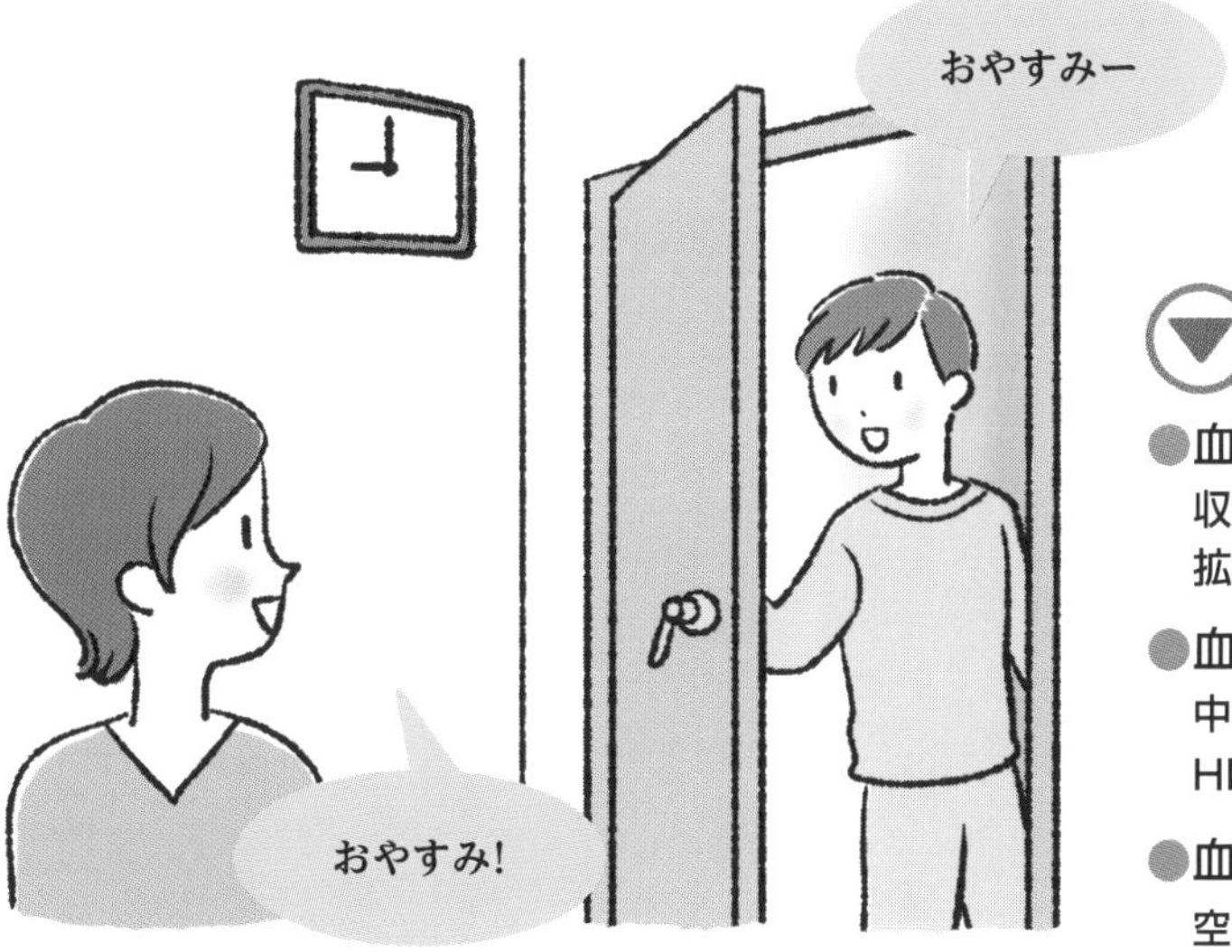

保護者は子どものストレスにならないように見守ろう

太っているかどうかのチェック

18歳以上

BMI（体格指数）＝体重（kg）÷身長（m）÷身長（m）

例）20歳、身長160cm、体重50kgの場合
50÷1.6÷1.6＝19.53125→BMIは19.5

性別や年齢、身長ごとに、適した体重があります。太っているかどうかは、17歳までは肥満度や成長曲線、18歳以上はBMIで確認します。肥満度や成長曲線は母子健康手帳で確認できます。BMIは25以上だと肥満と判定されます。肥満に当てはまる・当てはまりそうな人は、生活習慣の乱れを見直しましょう。

健康に気を遣うようなイメージで取り組もう

将来、病気になるかもしれないと心配しすぎると、今の生活を楽しむことができません。生活の注意点をきゅうくつに感じる人もいるかもしれません。ほかの人より少しだけ注意が必要と考えて、将来に備えていきましょう。

こうした変化があれば受診を

- **血圧が高い**
  収縮期（最高）血圧……130mmHg以上
  拡張期（最低）血圧……80mmHg以上
- **血中脂質が異常**
  中性脂肪……150mg/dL以上
  HDLコレステロール……40mg/dL未満
- **血糖値が高い**
  空腹時血糖値……110mg/dL以上

↓

かかりつけ医か近くの内科医へ

学校健診や献血時、職場での健診などで、心臓や血管、血液の変化が見つかることもあります。最初に見つかりやすいのは、上記の3つです。様子をみず、かかりつけ医に川崎病になったことがあると伝え、相談しましょう。

コブができた場合①

思春期以降は循環器内科へ移ることも

思春期は、子どもから大人へと変化する難しい時期です。受診する診療科も、小児科から循環器内科へと移行しなければなりません。健康を管理していくためにも、スムーズな移行が重要です。

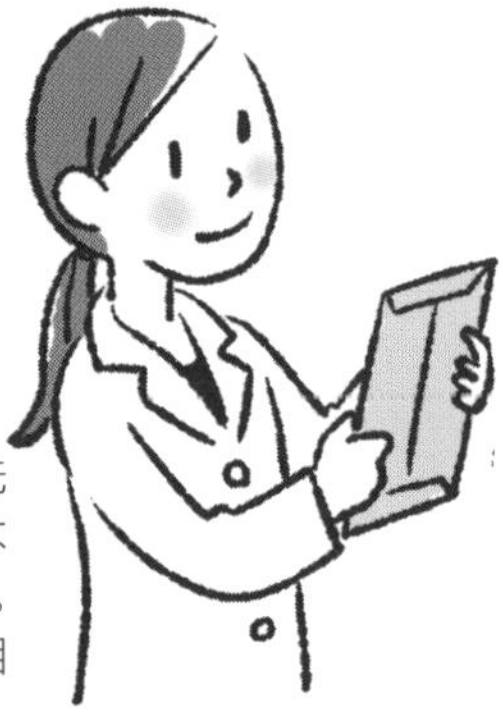

転院には、転院先の検討や紹介状などの準備が必要。事前に主治医に相談しよう

今後の受診のしかたを考える

後遺症がある人は、現在の治療だけでなく、将来的に生活習慣病や動脈硬化の治療が必要になる場合があります。思春期になったら主治医と転院・転科について相談しましょう。

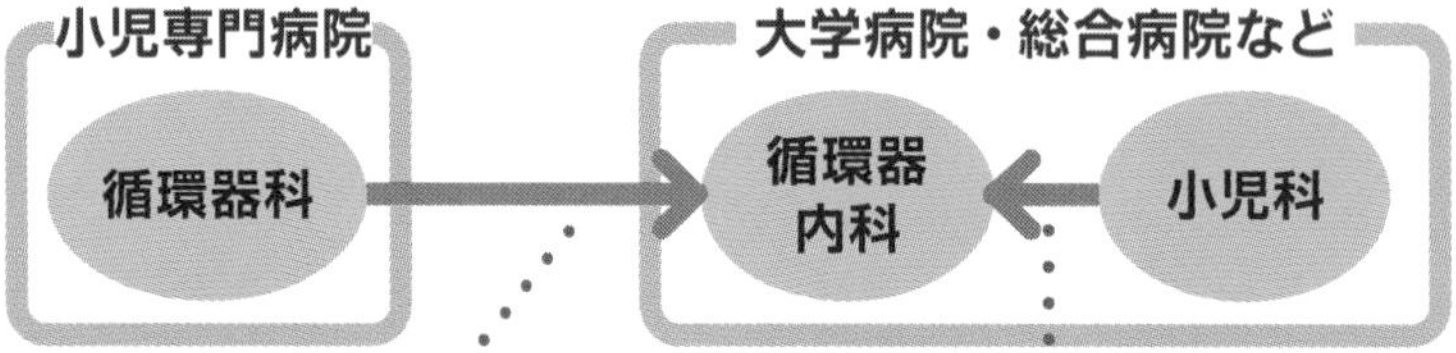

病院を替える?

小児専門病院は原則として20歳までが対象です。20歳が近づいたら、成人を対象にした医療機関への紹介状を書いてもらい、転院の手続きをします。

診療科を替える?

転科といって、同じ病院内の循環器内科に移る方法があります。一方、川崎病は専門的な知識が必要なので、成人しても小児科を受診する人もいます。2つの科をしばらく併行して受診し、徐々に移行することもできます。

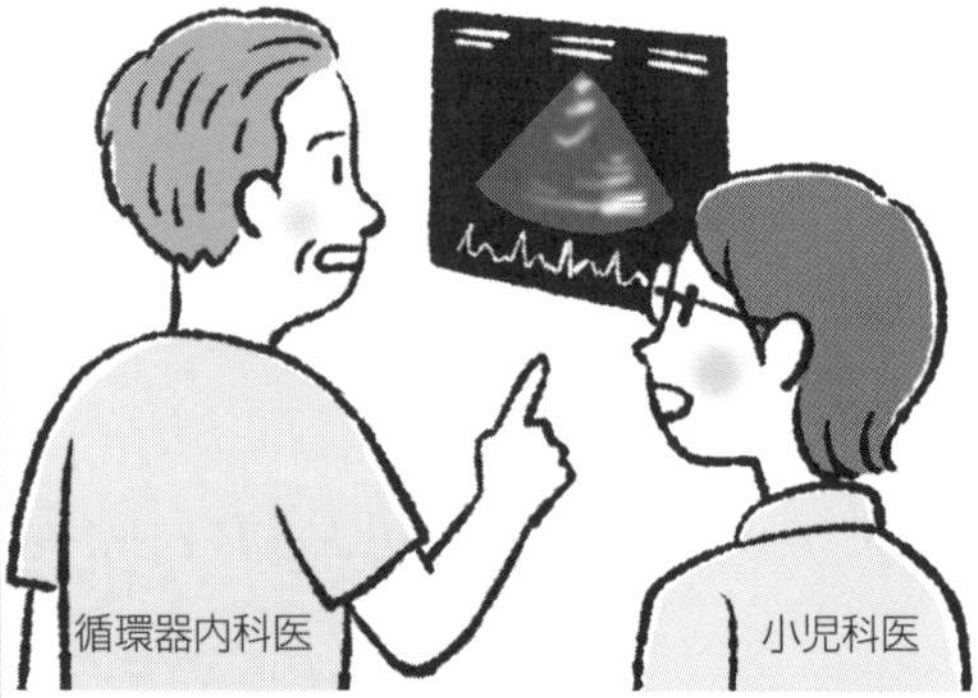

循環器内科は成人が対象なので、小児特有の川崎病を理解した医師が少ないのが現状です。しかし近年、成人した川崎病の患者さんが増え、小児科と連携して大人の川崎病患者をみる循環器内科も増えています。

Dr.からひとこと

自分で医師との関係を築こう

転院・転科したのに、小児科に戻ることを希望する子もいます。慣れた小児科医の元を離れ、新しい循環器内科医に通うのは、精神的にも大変です。保護者の力を借り、新旧の医師と相談しながら、よい関係を築きましょう。

受診に必要なスキル

成人後は、基本的に１人で受診することになります。通院の準備や医師とのやりとりも、今までは保護者に頼っていたかもしれません。これからは本人が、自分１人でできるようにしましょう。

質問力・確認力

- 体育や部活動でできること・できないこと
- 生活上の注意点（食事、運動など）
- 受診すべき症状や対処法　など

転院・転科する前に、慣れている小児科医や看護師、薬剤師を相手に、聞きたいことや困ったことを質問してみましょう。質問をあらかじめメモしておくと聞きやすくなります。

準備力

- 受診の予約・変更
- 交通手段や道順　など

受診に予約が必要なところもあります。電話やメールなどで、自分の都合のよい日時に事前に予約を入れます。交通機関や道順を調べ、受診時間に間に合うように病院へ行きます。

理解力

- 自分の体の状態
- 検査の方法・結果
- 薬や検査の必要性　など

医師の説明から、自分の体の状態を理解しましょう。体調がすぐれないとき、どう行動したらいいかも自分で判断できます。薬や検査の必要性から、受診を続けることが大切だとわかります。

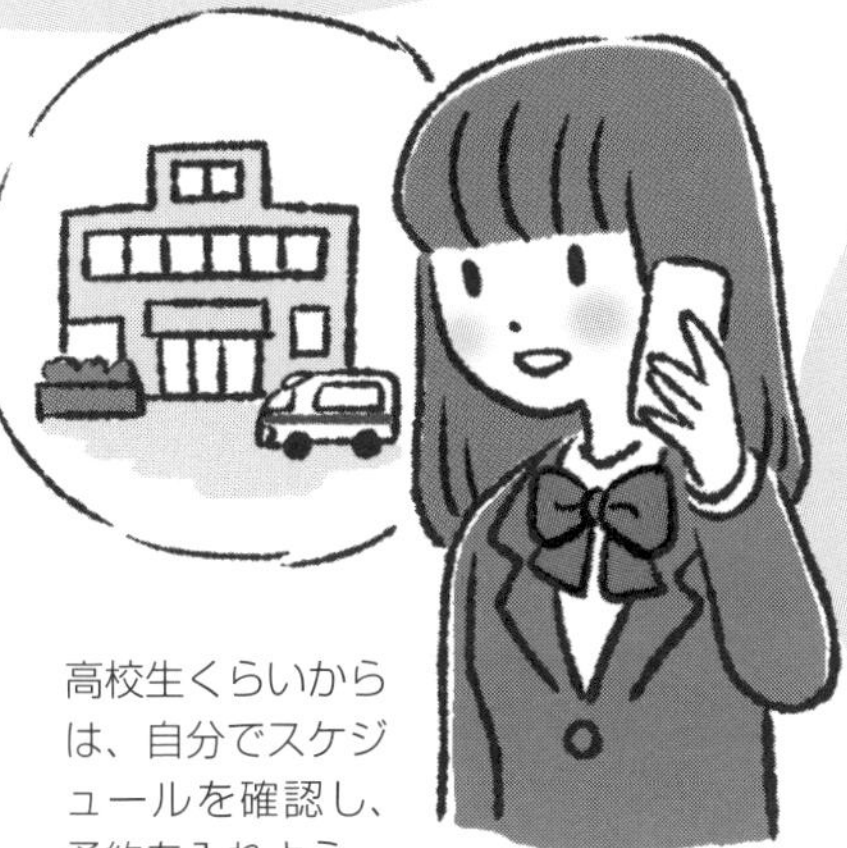

高校生くらいからは、自分でスケジュールを確認し、予約を入れよう

自分一人で受診を続けられるようになろう

コブができた人は、その後、退縮したとしても、将来血管が詰まる可能性があるため、治療や受診を続けます。

思春期は子どもから大人へと変化するときであり、医学的には診療科が小児科から循環器内科へと替わる「移行期」です。今後もきちんと医療を受けていくために、主治医である小児科医に、どのような準備をしたらよいか、自分から質問してみましょう。

特に、転院・転科したほうがいいのか、転院する場合はどこがよいか、その時期や方法もくわしく聞きましょう。恥ずかしがらず、理解できるまで何度も聞き、一人でも受診を続けられるように準備をしていきます。

コブができた場合②

人生の節目に合わせて、通院・服薬を見直す

後遺症があっても、自覚症状がほとんどない川崎病は、治療や検診を続けていくのが難しいものです。勝手に治療や検診を中断しないために、人生の節目に合わせて通院の方法を見直しましょう。

高校入学

環境が変わるときは医師に相談を

川崎病の服薬や通院は、命にかかわる発作を防ぐのが目的です。症状も生活制限もなく暮らせるのは、通院と服薬を続けているからこそ。通院や治療を続けられるよう、進学や就職などで環境が変わるときは、主治医に相談してください。

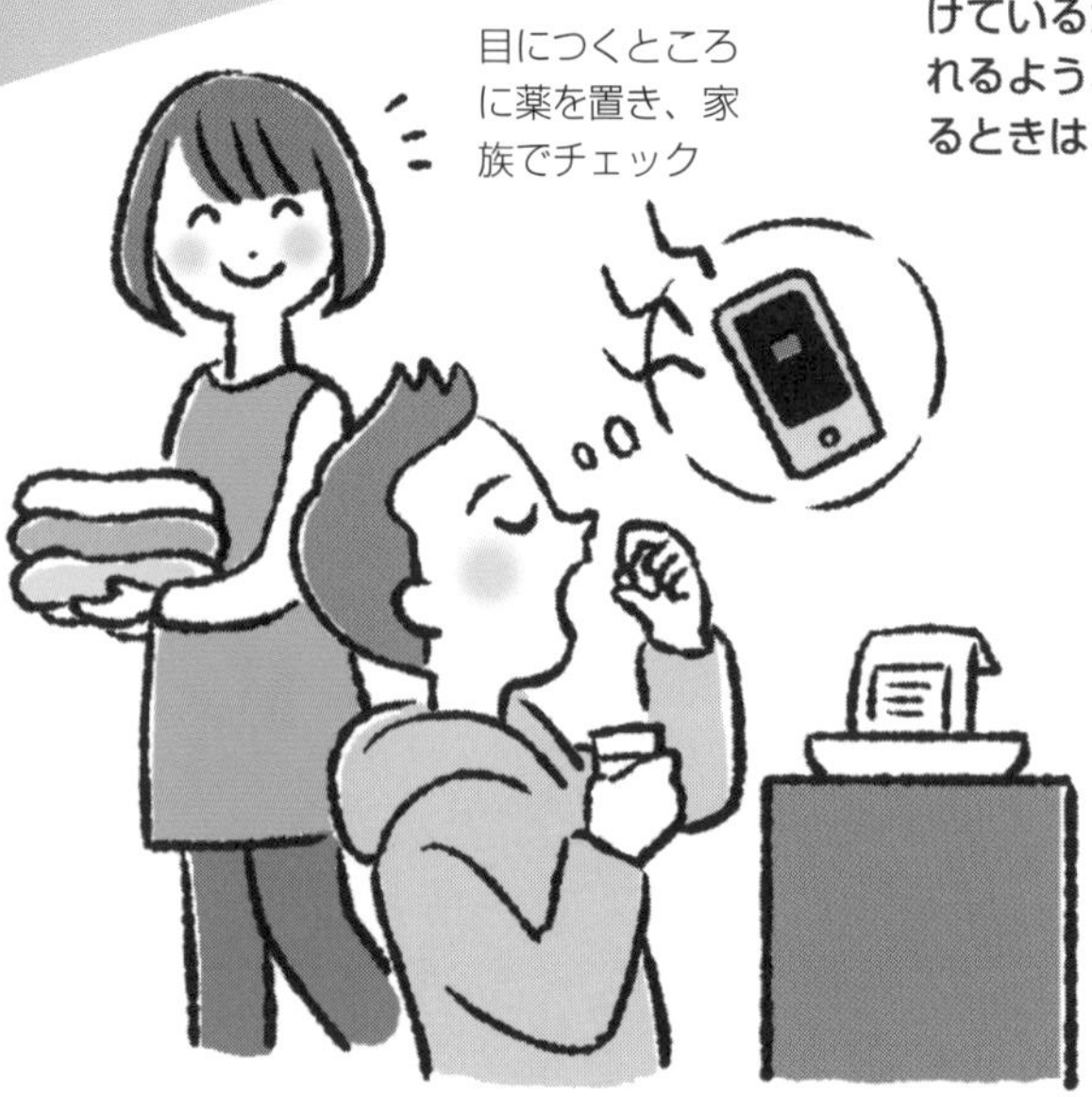

自室に薬を置くなど1人で管理するとのみ忘れしやすい。服薬が習慣になるまでは保護者と協力して

薬をのみ忘れる

対策例

- 家族の目につくところに置く
- 服薬時間にアラームを鳴らす

進学を機に、自分で薬を管理する人も増えますが、ついのみ忘れることもあります。スマートフォンのアラームを活用するなど、のみ忘れを防ぐ工夫をします。

特に進学・就職を機に「ドロップアウト」しやすい

必要な治療や検診を自己判断で止めることを「ドロップアウト」といいます。コブがあってもほとんどは症状がないことから、治療や検診の必要性を実感しにくく、進学や就職などを機に、ドロップアウトする人も少なくありません。

ドロップアウトは危険です。治療を中断してもすぐには問題が起こらず、多くは心筋梗塞が起こるまで数十年かかるうえ、心筋梗塞の前兆もほとんどないのです。学校や職場の健康診断は、川崎病の定期検診の代わりにはなりません。

たとえドロップアウトしても、いつでも受診を再開できます。主治医を受診し、治療を継続できる方法を相談してください。

Dr.からひとこと

本人をほめることが ドロップアウト防止に

後遺症があっても、ほとんどの人は症状がありません。いつか起きるかもしれない発作を予防するために、通院と服薬を続けるのは、とても大変です。ドロップアウトせずに通院と服薬を続けるのはすばらしいことだと、周囲の人も本人をほめることが重要です。周囲の理解がドロップアウトを防ぐのだと思います。

転居して通院しづらい

対策例

- 里帰りに合わせて受診する
- 転居先に近い医療機関を紹介してもらう

大学進学などで親元から離れて暮らす場合は、夏休みや年末年始に帰省するタイミングで検診を受けるのもよい方法です。新しい医師でよければ、転居先の近くの医療機関を紹介してもらうこともできます。

大学入学

就職

結婚

（女性は）

妊娠・出産

（→P96）

忙しくて通院の時間がとれない

対策例

- 薬は近所の内科で処方してもらう
- 1回の受診で3ヵ月分くらいまとめて処方してもらう
- 半年～1年に1回の検診は循環器内科で受ける

主治医の医療機関が遠い場合は、近くのかかりつけ医と連携してもらいましょう。連携態勢ができたら、かかりつけ医も薬の処方ができます。受診忘れ・のみ忘れがなければ、薬を30～90日分処方してもらえます。

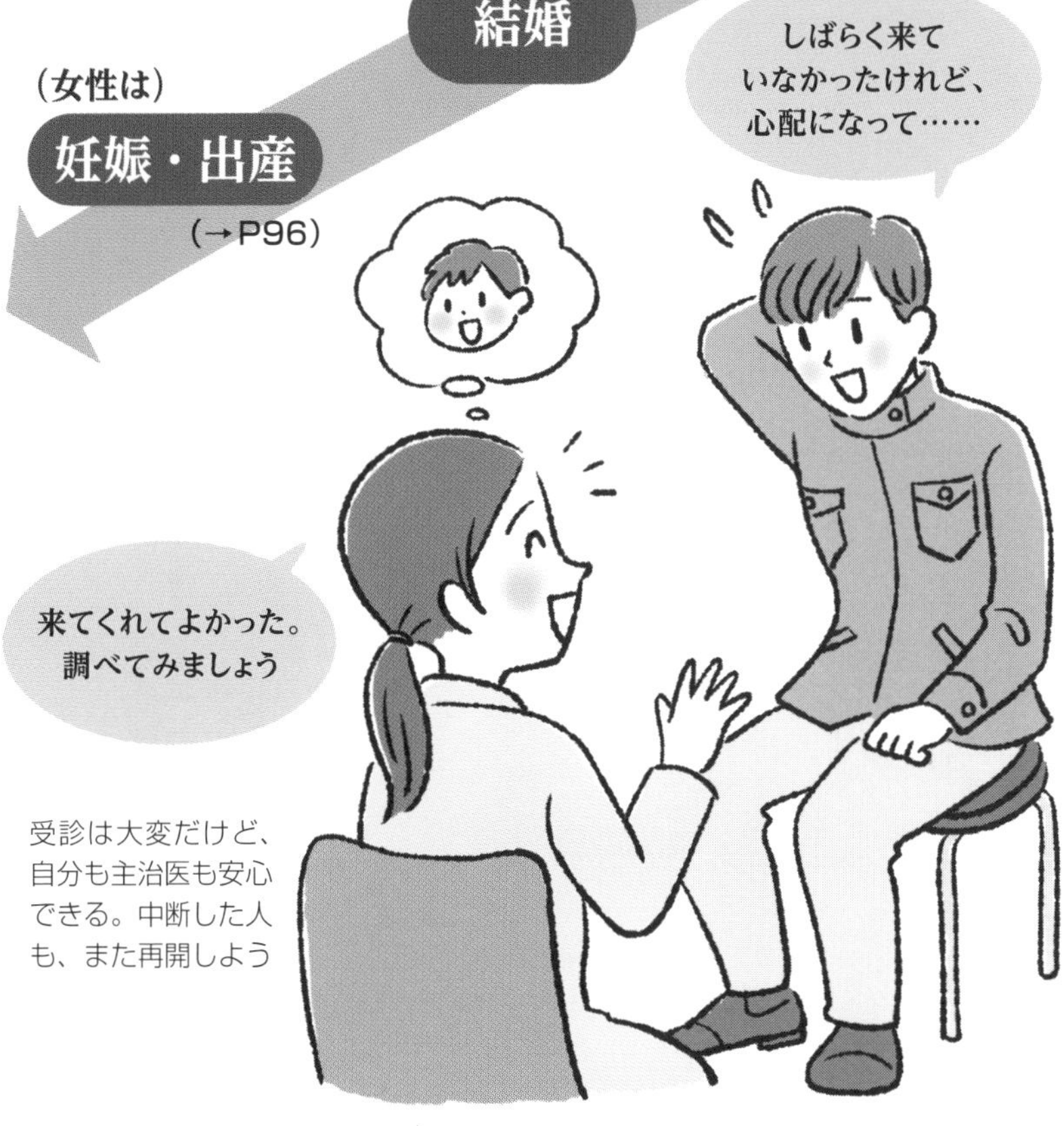
しばらく来て いなかったけれど、 心配になって……
来てくれてよかった。 調べてみましょう

受診は大変だけど、自分も主治医も安心できる。中断した人も、また再開しよう

コブができた場合③

妊娠は計画的に。検査と服薬の見直しが必要

妊娠・出産は女性の体にとって大きな出来事です。後遺症がない人は問題ありませんが、後遺症があり薬を服用している人は、薬を調整し、産婦人科と循環器内科などの連携が必要になる場合があります。

妊娠中の体はずっと運動をしているのと同じ状態

健康な人でも妊娠・出産は、心臓に大きな負担がかかります。妊娠中は血液の量が増えるため、脈拍数が増えます。血栓ができやすく、血管が詰まるリスクも高まります。出産時の痛みやいきみも、心臓への負担が大きくなります。

後遺症がない人は妊娠後に産婦人科を受診すればよいですが、後遺症がある人は妊娠前から産婦人科医と川崎病の主治医が連携し、計画を立てることもあります。

妊娠可能な年齢になったら、安全に出産できるよう、妊娠・出産について主治医に相談しましょう。

安全に産むための準備を

妊娠・出産は心臓や血管に負担がかかりますが、後遺症がある人も基本的には可能です。循環器内科医と産婦人科医がかかわり、検診と治療を継続することで安全性を高めることができます。

重症度 III 退縮した人

川崎病でない人と同じように妊娠・出産可

コブが退縮した人は、服薬をしていないので、川崎病にならなかった人と同じように妊娠・出産することができます。定期検診時に川崎病の主治医に妊娠を報告しておきましょう。

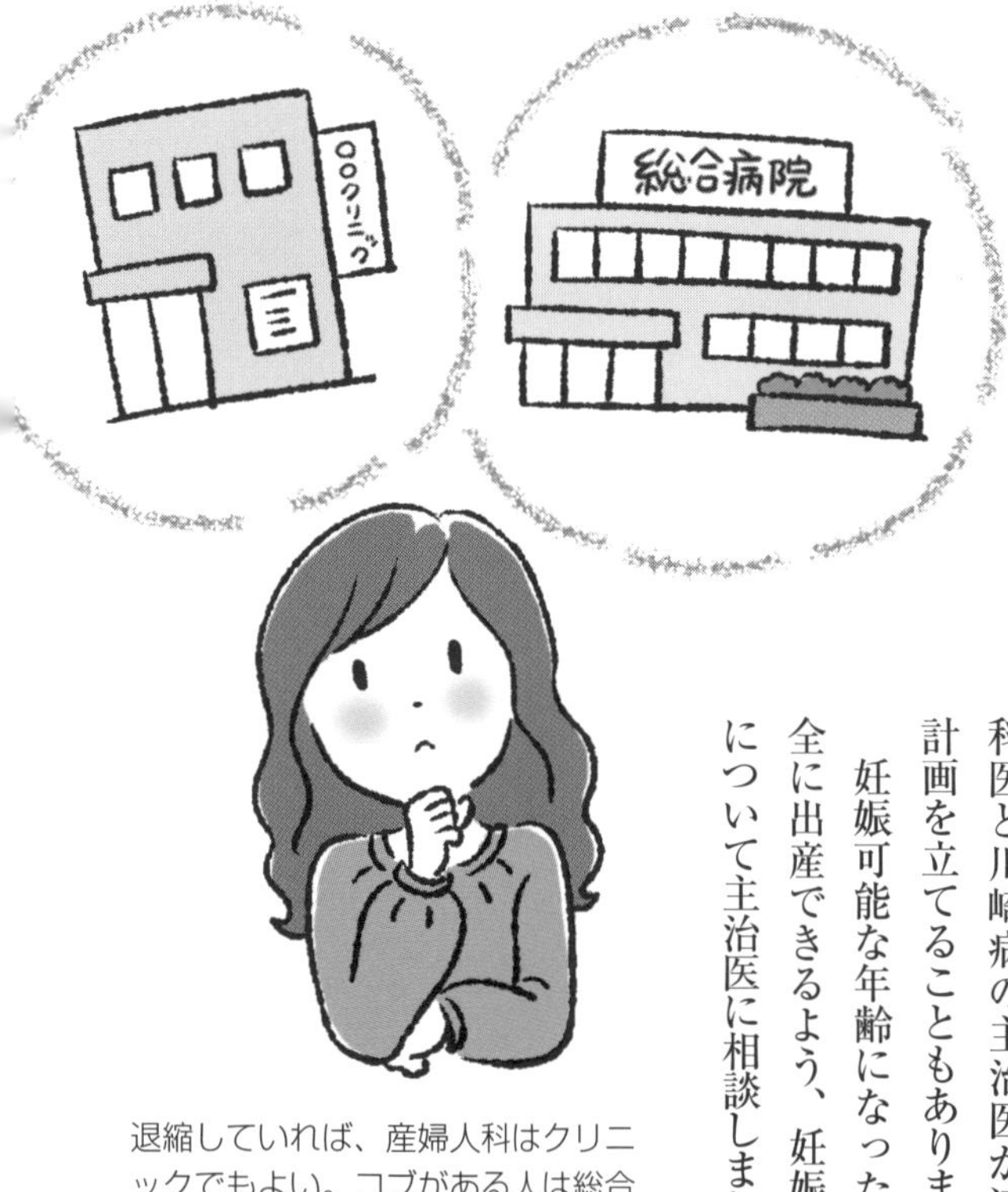

退縮していれば、産婦人科はクリニックでもよい。コブがある人は総合病院にしよう

妊娠可能な人

●心機能が悪くない
心臓超音波検査（→P34）で左心室を確認する

●心不全症状がない・軽い
まったくないか、運動すると息切れするのが人よりも早い程度

体の急激な変化により、心機能が妊娠・出産後に低下することがあります。妊娠・出産の変化に対応できるかどうかを検査で確認します。

重症度 Ⅳ Ⅴ コブや狭窄《きょうさく》がある人

妊娠前に検査と服薬の見直しが必要

コブがあっても、妊娠・出産はできます。ただし、心臓が妊娠・出産に耐えられるかどうかを事前に検査し、胎児への影響がないように薬の見直しが必要です。

薬ののみ方

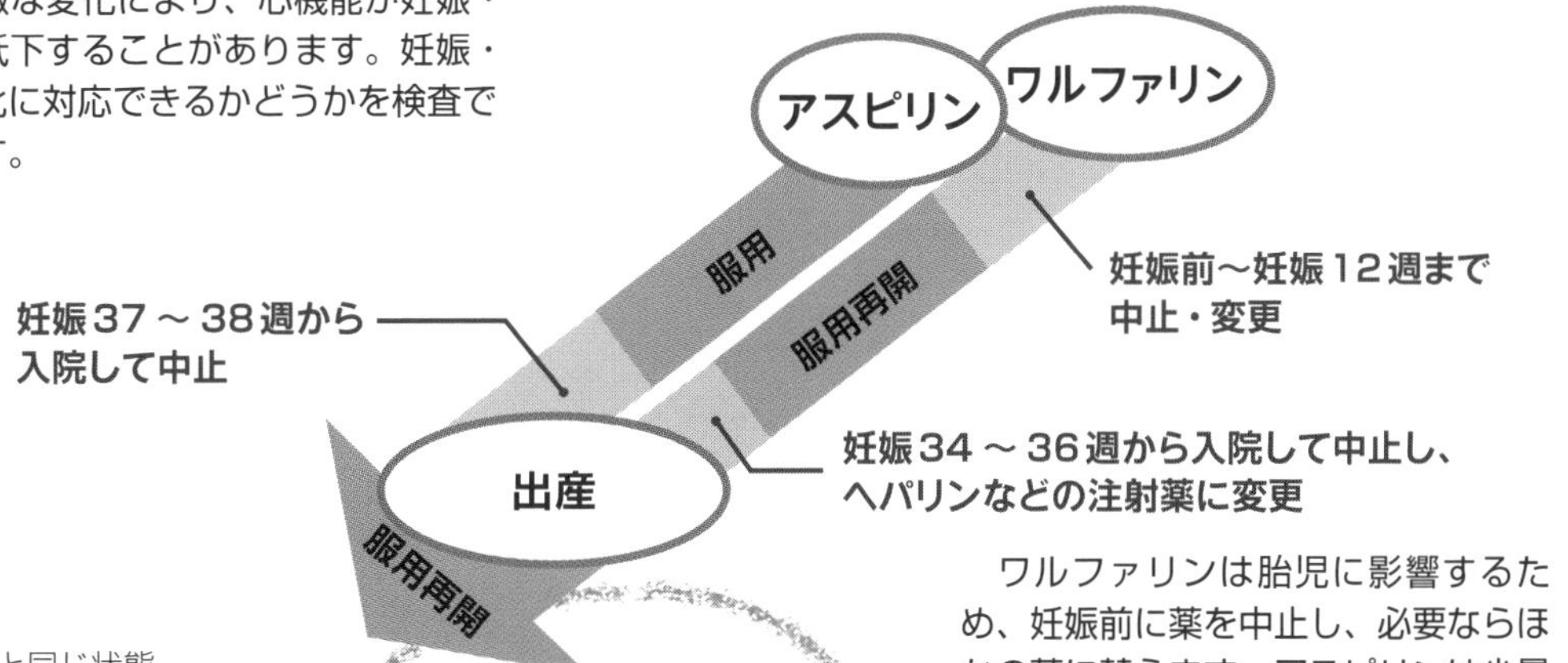

ワルファリンは胎児に影響するため、妊娠前に薬を中止し、必要ならほかの薬に替えます。アスピリンは少量なので胎児には影響はありません。どちらの薬も出産前に服薬を止め、入院して様子をみます。

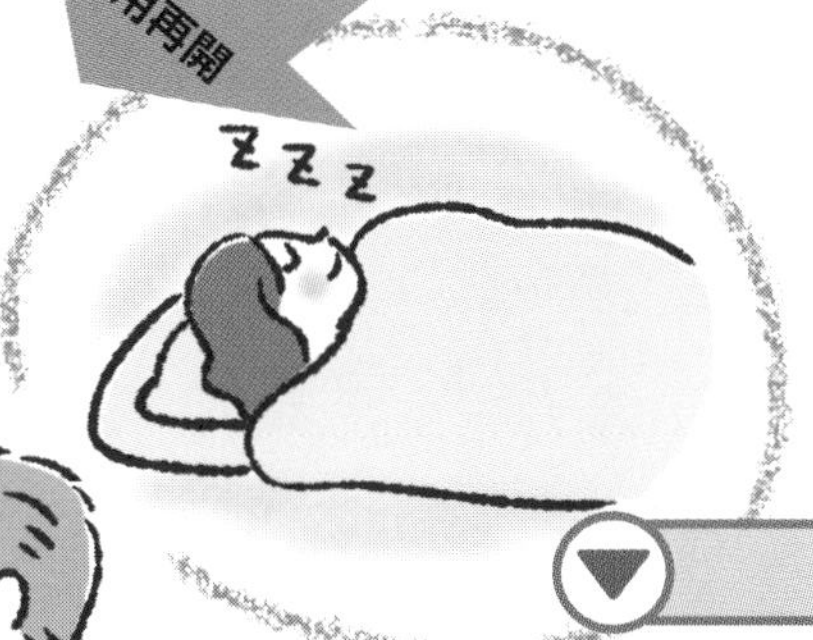

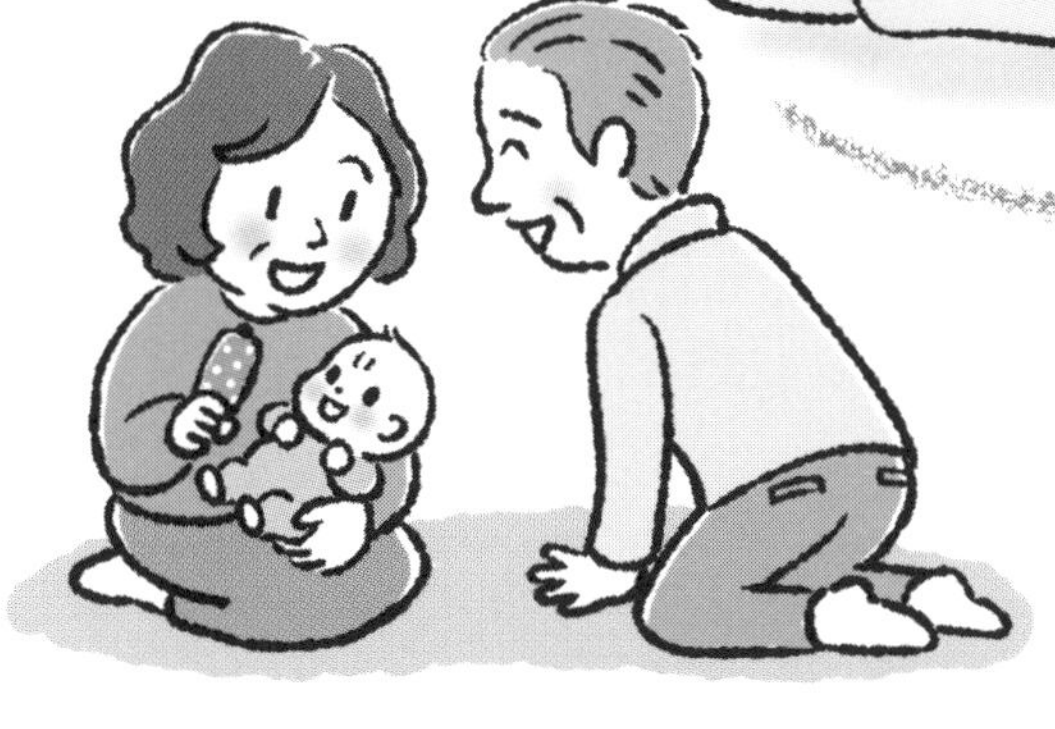

体が妊娠前と同じ状態に戻るまで、1～2ヵ月はかかる。夫、両親、義両親などに助けてもらい、体を休めよう

出産方法

●自然分娩も可能だが、無痛（硬膜外《こうまくがい》麻《ま》酔《すい》）分娩を考慮

●血管の狭窄や詰まりのある人は帝王切開

出産方法は、後遺症の状態から産婦人科医が判断します。無痛分娩は自然分娩より心臓の負担が少なく、帝王切開より出血量が少なくなります。血管に狭窄のある場合は、帝王切開がすすめられます。

Column

大人になってからの影響は明らかになりつつある

大人になった患者さんが増えつつある

二〇一六年の調査では、川崎病になったことがある患者さんは三六万人を超えています。そのなかで二〇歳以上になった人は一五万人、四〇歳以上は一万五〇〇〇人と推定されています。後遺症があり成人している人は、一～二万人程度です＊。

こうした人たちが生涯どんな影響を受けるのか、現在も調査が進められています。例えば、後遺症がない人が事故や別の病気で亡くなり解剖を受けたとき、血管の内側に川崎病の急性期の炎症の影響が残っていたという例が報告されています。

現在成人している患者さんの多くは、急性期に免疫グロブリン製剤を使っていません。薬の長期的な影響も、今後明らかになると考えられます。

現在の後遺症期の治療方針や生活指導は、今までの調査結果をもとに決められています。今後も調査は続けられますので、今後の結果しだいでは、治療方針や生活指導も変更されていく可能性があります。

一九八〇年以前に発症した患者さんは検査を受けて

川崎病が発見されて、五〇年以上がたちます。初期は治療法も確立されておらず、検査も精度が低かったため、重い後遺症を残す人も多くいました。

一九八〇年以前に発症した人は、冠動脈にコブがあることを知らずに過ごしている可能性もあります。現在は、CT検査や心臓超音波検査など検査の精度が格段に上がったので、今後の人生を健康にすごすためにも、一度検査を受けておくことをおすすめします。

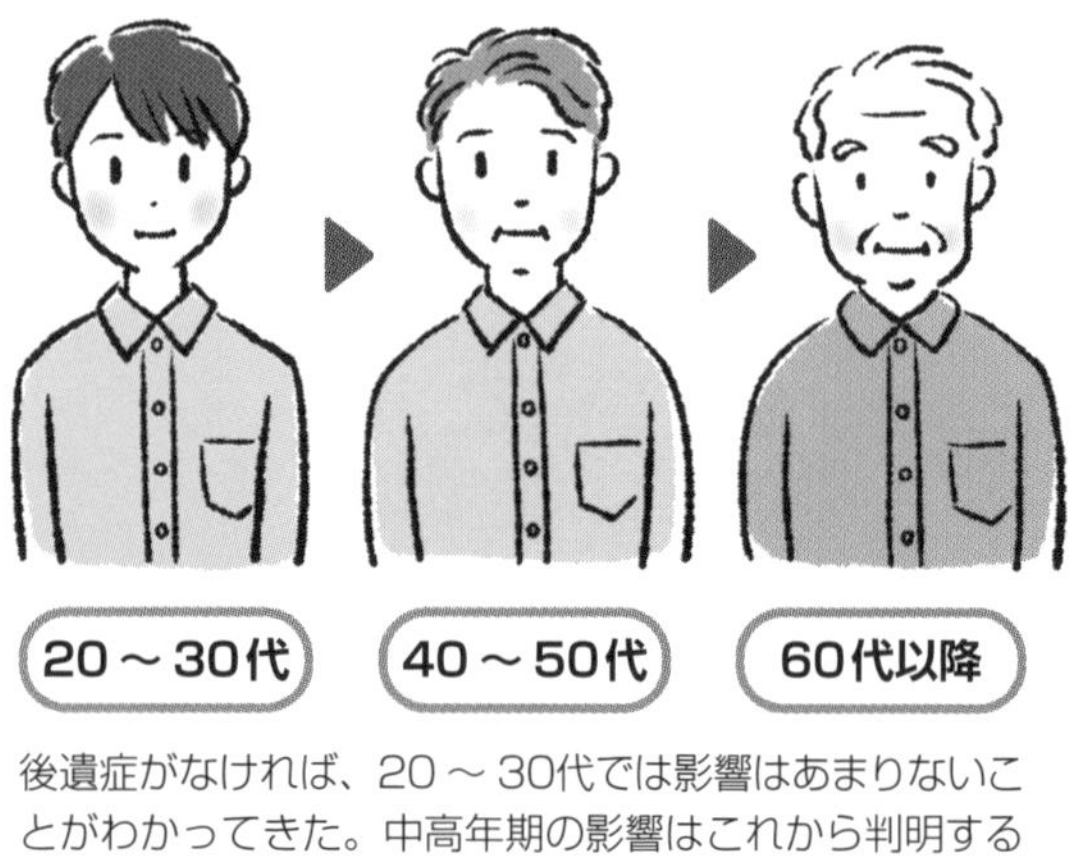

後遺症がなければ、20～30代では影響はあまりないことがわかってきた。中高年期の影響はこれから判明する

＊日本循環器学会ほか『川崎病心臓血管後遺症の診断と治療に関するガイドライン　2020年改訂版』

健康ライブラリー　イラスト版

川《かわ》崎《さき》病《びょう》が よくわかる本《ほん》

2021年10月5日 第1刷発行

監　修　土屋恵司（つちや・けいじ）
発行者　鈴木章一
発行所　株式会社講談社
東京都文京区音羽二丁目12-21
郵便番号　112-8001
電話番号　編集　03-5395-3560
販売　03-5395-4415
業務　03-5395-3615
印刷所　凸版印刷株式会社
製本所　株式会社若林製本工場
N.D.C. 493　98p　21cm

KODANSHA

ISBN978-4-06-524978-9

■監修者プロフィール

土屋恵司（つちや・けいじ）

日本赤十字社医療センター周産母子・小児センター顧問。小児科専門医、小児循環器専門医。1980年千葉大学医学部卒業。日赤医療センター小児科研修のあと、伊達赤十字病院、国立循環器病研究センターを経て、日赤医療センター小児科に勤務。2013年から新生児科併務。2017年より周産母子・小児センター長。専門は小児循環器、川崎病、小児科一般。日本川崎病学会事務局代表、日本川崎病研究センター理事。

■参考文献

日本小児循環器学会『川崎病急性期治療のガイドライン（2020年改訂版）』

日本循環器学会、日本心臓血管外科学会『2020年改訂版　川崎病心臓血管後遺症の診断と治療に関するガイドライン』

日本川崎病学会・編『川崎病診断の手引きガイドブック 2020』診断と治療社

『川崎病の今』「小児内科」第53巻第1号、東京医学社

川崎病の子供をもつ親の会・編著『川崎病なんでもかんでもQ&A』『川崎病と向き合うために――私たちは今…本人からの声――』『川崎病後の妊娠と出産』

三浦大『川崎病――増え続ける謎の小児疾患』弘文堂

●編集協力　オフィス201　坂本弓美
●カバーデザイン　東海林かつこ(next door design)
●カバーイラスト　長谷川貴子
●本文デザイン　伊藤悠
●本文イラスト　くどうのぞみ　千田和幸

狭心症・心筋梗塞
発作を防いで命を守る

国家公務員共済組合連合会立川病院院長
三田村秀雄　監修

もしものときに備えて自分でできる対処法。発作を防ぐ暮らし方と最新治療を徹底解説！

ISBN978-4-06-259817-0

不整脈・心房細動がわかる本
脈の乱れが気になる人へ

東京慈恵会医科大学循環器内科教授
山根禎一　監修

不整脈には、治療の必要がないものと、放っておくと脳梗塞や心不全になるものがある。不整脈の治し方とつき合い方を徹底解説。

ISBN978-4-06-512942-5

ＡＰＤ（聴覚情報処理障害）がわかる本
聞きとる力の高め方

国際医療福祉大学成田保健医療学部言語聴覚学科教授
小渕千絵　監修

検査では異常がないのに、聞きとれない！　難聴との違いや発達障害との関係は？「聞きとりにくさ」の理解と対処法を徹底解説！

ISBN978-4-06-522775-6

脳卒中の再発を防ぐ本

杏林大学医学部教授・脳卒中センター長
平野照之　監修

発症後1年間は、とくに再発の危険が高い。〝2度目〟を起こさないための治療や生活を徹底解説。

ISBN978-4-06-516835-6

ＣＯＰＤのことがよくわかる本
長引くせき、たん、息切れで悩む人に

東京女子医科大学八千代医療センター呼吸器内科教授
桂　秀樹　監修

歩くと息切れがする喫煙者は要注意。基礎知識から、悪化を防ぐ暮らし方、体づくりのための治療法まで徹底解説！

ISBN978-4-06-517762-4

心臓弁膜症
よりよい選択をするための完全ガイド

国際医療福祉大学三田病院心臓外科特任教授
加瀬川　均　監修

患者数・手術数とも多いのに知られていない一方、放置すれば心房細動や心不全のおそれも。基礎知識から最新治療法まで徹底解説。

ISBN978-4-06-523502-7

新版　子どものアレルギーのすべてがわかる本

国立病院機構相模原病院臨床研究センター長
海老澤元宏　監修

食物アレルギー、アトピー、ぜんそく……かゆみ、せきだけでなく、命にかかわる症状も。原因と対策、治療法を最新知識で徹底解説！

ISBN978-4-06-521783-2

大動脈瘤と大動脈解離がよくわかる本

東京慈恵会医科大学血管外科教授
大木隆生　監修

薬だけでは完治せず、破裂すれば命にかかわる。危険な病気の基礎知識から、最新の治療法まで。

ISBN978-4-06-519028-9